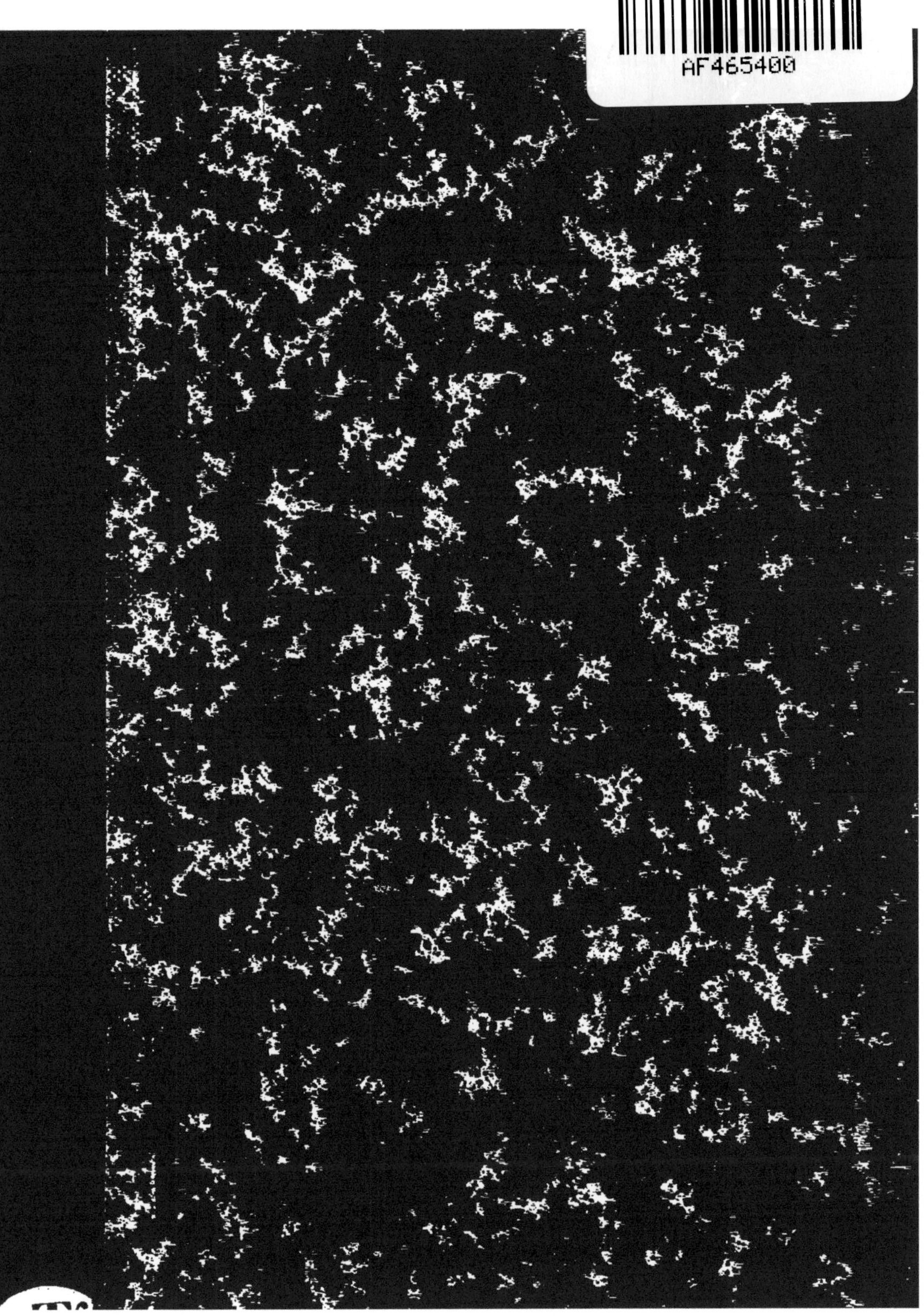

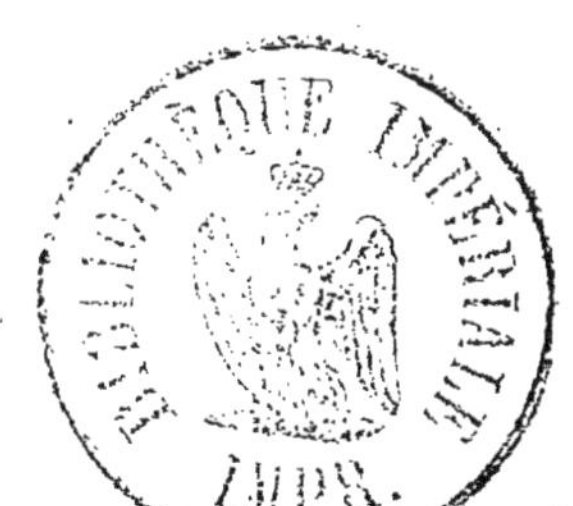

TRANSFORMATION DES FORCES

CHALEUR ET MOUVEMENT MUSCULAIRE;

UNITÉ DES PHÉNOMÈNES NATURELS.

Extraits de la Gazette Médicale de Paris et de la Revue médicale
année 1867.

Paris, — Imprimé par E. Thunot et Cᵉ, rue Racine, 26.

TRANSFORMATION DES FORCES

CHALEUR ET MOUVEMENT MUSCULAIRE,

UNITÉ DES PHÉNOMÈNES NATURELS

PAR

PAUL DUPUY

Ancien interne lauréat des hôpitaux de Paris (médaille d'or),
professeur de pathologie interne
à l'École de médecine de Bordeaux.

PARIS

ADRIEN DELAHAYE, LIBRAIRE-ÉDITEUR,

PLACE DE L'ÉCOLE DE MÉDECINE.

1867

DE LA CHALEUR

ET

DU MOUVEMENT MUSCULAIRE.

« Nous savons maintenant qu'un animal, quelque haute que soit son organisation, ne peut pas plus engendrer une force capable de mouvoir un grain de sable qu'une pierre ne peut tomber en l'air ou qu'une locomotive sans charbon traîner un convoi (1). »

La découverte de l'équivalent mécanique de la chaleur considérée, soit dans son principe, soit dans ses conséquences prochaines ou éloignées, me paraît la plus merveilleuse conception d'un siècle qui a su tenter et produire de grandes choses. D'abord modeste en ses allures et réservée dans son langage la théorie qui venait de naître a bientôt pris la conscience de sa force, et dès lors des humbles réalités de ce monde on l'a vue s'élever, d'un vol hardi et puissant, jusqu'au septième ciel de la métaphysique. L'homme qui a voué sa vie au culte de la nature, en présence d'une sorte de mouvement perpétuel, éternellement engendré de lui-même, à travers des métamorphoses sans fin, demeure comme confondu sous l'œil de cet infini d'un nouveau genre que l'expérience seule a pu révéler. Le philosophe trouve, sans doute, dans cette visée qui touche au su-

(1) Frankland, *Sources chimiques du pouvoir musculaire*, REVUE DES COURS SCIENTIFIQUES, 4e année, 5 janvier 1867.

blime, la consécration du besoin d'unité qui a toujours exercé sur l'esprit humain d'irrésistibles attraits. Il y constate, surtout, le plus radical et le mieux réussi des systèmes matérialistes, car cette fois la doctrine a su réunir, dans une harmonie sévère, la grandeur à la simplicité.

Nous assistons à une renaissance du cartésianisme, mais cette fois il a un point de départ solide et des raisons sérieuses. En lui-même, il a peu varié. Comme jadis il fait dépendre la physique de la géométrie, la physiologie n'est qu'une branche de la physique, celle qui a trait à la théorie géométrique des mouvements. Le doute n'est plus permis à cet égard : la nature entière se résume en une question de mécanique.

La théorie de l'équivalence des forces démontrée dans l'ordre purement physique, il était d'une induction légitime de chercher dans la physiologie proprement dite la vérification de l'hypothèse. M. Hirn (de Colmar) a eu le mérite de poser la question dans des termes précis et de chercher le premier « si la somme de calorique produite dans notre corps par les réactions chimiques, n'est pas autre lorsque nous sommes en repos que lorsque nous travaillons (1) ; » « s'il se développe proportionnellement moins de calorique lorsque nous travaillons que lorsque nous sommes en repos (2). »

De ces expériences, il conclut que dans le travail *utile* un certain nombre de calories se transforme en mouvement, et que dans le travail *négatif* le mouvement ou travail utile repasse *partiellement* à l'état de calories.

Dans une première partie je vais examiner successivement les expériences et les conclusions de M. Hirn, au double point de vue où il se place lui-même : travail positif, travail négatif. Dans une seconde partie j'aborderai quelques considérations spéciales ayant trait aux ouvrages de M. Hirn. Et enfin dans une troisième partie je ferai arriver en ligne les travaux de quelques autres expérimentateurs, surtout ceux de MM. Béclard et Heidenhain.

(1) *Recherches sur l'équivalent mécanique de la chaleur*, p. 45.
(2) *Ibid.*, p. 78.

PREMIÈRE PARTIE.

TRAVAIL POSITIF.

Le succès des recherches de M. Hirn reposait, comme il le dit lui-même, sur une triple épreuve : 1° une expérience calorimétrique ; 2° l'analyse de l'air inspiré et expiré ; 3° la mesure dynamométrique du travail produit, lorsque l'individu fonctionne comme moteur.

1° L'appareil calorimétrique consistait dans une chambrette hermétiquement close et contenue dans une chambre dont la température était maintenue assez constante. Un homme pouvait se tenir assis ou debout dans la première. On y avait disposé de plus une roue à palettes, sorte d'escalier mobile, auquel on imprimait un mouvement de rotation, de telle manière que la personne soumise à l'expérience, lorsqu'elle voulait se maintenir sur l'extrémité du diamètre horizontal de cette roue, était obligée de marcher avec une vitesse ascendante égale et contraire à celle de la roue. Elle élevait ainsi constamment son propre poids avec la vitesse circonférencielle de la roue, et soulevait sa propre charge à une hauteur connue en un temps donné, sans changer réellement de place.

Pour déterminer le calorique produit soit à l'état de repos, soit à l'état de mouvement ou de travail, il fallait attendre jusqu'à ce que les pertes de calorique éprouvées par les parois de la guérite fussent précisément égales à celles qu'éprouvait la personne enfermée dans le calorimètre. L'air intérieur alors cessait de s'échauffer et présentait un régime stable.

Or, connaissant l'excès de température de la chambrette sur celle de la chambre, comment tirer parti de cet élément pour calculer les pertes de calorique de la première et, par suite, les pertes de l'individu par la périphérie externe de son corps?

Afin d'arriver à ce but, M. Hirn remplace le corps humain par un bec de gaz alimenté avec de l'hydrogène pur, et prenant $34^{cal},463$ pour chaleur de combustion d'un gramme d'hydrogène, il trouve qu'en une heure $1^{gr},906$ d'hydrogène donne $65^{cal},684$; que $8^{gr},066$, dans le même temps, donnent $277^{cal},97$; que $2^{gr},914$ donnent $100^{cal},42$, etc. Ces expériences montrent : 1° que les pertes de calorique de la chambrette croissent très-sensiblement en proportion de l'excès de la température interne sur la température externe; 2° que la raison de cet accroissement est d'environ 25,75. D'où M. Hirn conclut que pour déterminer le nombre de calories que la personne enfermée dans la guérite cédait continuellement à l'air interne pour le maintenir à une température stable, supérieure à celle de l'air ambiant, il suffit de multiplier par 25,75 le nombre de degrés dont la température interne dépasse la température externe (1).

D'après des expériences ultérieures, au lieu de 25c,75 que perdait par heure l'ancien appareil, M. Hirn a trouvé que le nouveau perdait 36c,9 pour chaque excès de 1° de la température interne sur celle de l'air ambiant. Au lieu de 25,75 (T — t), la formule devenait 36,9 (T—t) (2).

2° Les produits de l'expiration étaient recueillis à l'aide de dispositions particulières qu'il me paraît superflu de décrire.

3° La mesure dynamométrique du travail produit est le chemin parcouru par l'escalier mobile multiplié par le poids de la personne en mouvement.

En suivant la marche dont je viens de faire une analyse succincte, M. Hirn constate que l'équivalent calorifique de l'oxygène, ou le rapport des calories produites à l'oxygène consommé, diminue dans une forte proportion lorsque le sujet de l'expérience fournit un travail positif. Au repos, l'équivalent est d'environ 5,2; pendant le travail, de 2,17 à 2,94, c'est-à-dire que, dans le premier cas, chaque gramme d'oxygène produit environ 5cal,2, et que, dans le second, la même quantité d'oxygène ne produit plus que 2 à 3 calories.

« Si nous multiplions l'équivalent à l'état de repos par la quantité d'oxygène qu'un homme absorbe lorsqu'il travaille, nous obtenons, non ce que cet homme a produit réellement, mais ce qu'il eût produit si l'état de mouvement n'avait apporté aucune modification dans le jeu de la source calorifique. J'ai nommé cette quantité fictive le nombre de calories disponibles. En en retranchant ce qui s'est réellement développé de calorique, nous avons évidemment le nombre de calories que le travail a fait produire de moins, ou, si l'on veut (et pour parler en dehors de tout système préconçu), ce que le travail a empêché d'apparaître comme chaleur. Enfin, si nous divisons la

(1) *Op. cit.*, p. 51 à 57.

(2) *Op. cit.*, p. 97. Le nouvel appareil est fort analogue à l'ancien.

quantité de travail exécuté, et exprimée à l'aide d'unités convenables, par le nombre de calories manquant, nous aurons un rapport qui nous exprimera combien il faut de travail pour empêcher l'apparition d'une unité de calorique. Ce quotient est ce qu'on est convenu maintenant d'appeler équivalent mécanique de la chaleur (1). »

Dans l'ordre physiologique, cet équivalent est exprimé, en général, par 60 à 62 kilogrammètres, au lieu de 425 kilogrammètres.

Pour faciliter mon étude critique des expériences et des calculs de M. Hirn (les chiffres groupés et combinés tiennent une place très-importante chez cet auteur), je distinguerai, à mon tour, trois éléments dans la question :

1° La détermination du travail effectué;

2° La détermination de la quantité d'oxygène;

3° La détermination du nombre des calories produites.

1° TRAVAIL EFFECTUÉ. — Peut-être y aurait-il ici quelques réserves à faire, mais il me paraît préférable de donner, sur ce point, raison complète à M. Hirn. J'accepte sa formule qui revient à PH, c'est-à-dire au produit du poids P par la hauteur H parcourue en un temps donné, et j'admets que cette formule a trouvé son application rigoureuse dans le cas particulier.

2° DÉTERMINATION DE L'OXYGÈNE. — Pour déterminer la proportion d'oxygène consommée dans un temps donné, on a employé trois méthodes.

a. Méthode directe ou de Lavoisier. Les animaux sont placés dans un volume déterminé d'oxygène; l'acide carbonique exhalé est absorbé avec soin, et des quantités connues d'oxygène sont fournies si cela est nécessaire. On obtient ainsi les quantités absolues d'oxygène et d'acide carbonique.

b. Méthode indirecte ou de Boussingault. L'animal étant soumis à la *ration d'entretien*, c'est-à-dire ne perdant ni ne gagnant en poids, tenir compte de tout ce que l'animal introduit sous forme solide et liquide dans le tube digestif, de tout ce qu'il expulse au dehors en excréments solides ou liquides, et retrancher la seconde quantité de la première. Le reste représente ce que l'animal a perdu par les or-

(1) *Op. cit.*, p. 69.

ganes respiratoires et par l'exhalation cutanée. Nous avons par conséquent le moyen de mesurer exactement les quantités réelles de carbone et d'hydrogène brûlées par l'oxygène absorbé. Telle est la voie indirecte de détermination de ce dernier corps.

« Les méthodes *directes* et *indirectes* employées concurremment conduisent avec certitude à déterminer exactement la quantité *absolue d'oxygène absorbé, les proportions de cet oxygène qui se sont combinées* avec le carbone et l'hydrogène du sang, et enfin la quantité d'azote absorbé ou exhalé (1). »

c. Méthode des analyses qualitatives des gaz de l'expiration. Ici on mesure à l'avance le volume d'une expiration ; on compte le nombre des expirations par minute, et l'on détermine les proportions d'oxygène, d'azote et d'acide carbonique contenues dans l'air avant l'inspiration et après l'expiration.

D'une manière générale, c'est bien la méthode des analyses qualitatives qu'a employée M. Hirn ; mais il y a apporté certaines modifications. Après avoir déterminé le volume de l'acide carbonique, il a cherché celui de l'oxygène et de l'azote. On peut remarquer, d'ailleurs, que le volume d'air expiré égalant sensiblement le volume d'air aspiré, et la quantité d'azote *demeurant la même dans les deux cas* (2), si l'on s'empare de l'acide carbonique à l'aide d'une préparation alcaline, on obtiendra la proportion d'oxygène non consommée. Quant à l'oxygène absorbé, il se trouve égaler en volume l'acide carbonique exhalé. Il suffirait donc d'établir la quantité de celui-ci pour obtenir l'oxygène qui s'est combiné avec le carbone.

M. Gavarret s'exprime de la manière suivante sur la méthode des analyses qualitatives : « Ajoutons encore que ne tenant compte et ne pouvant tenir compte de l'absorption ou de l'exhalation d'azote, elle ne peut fournir aucune évaluation exacte ni de la proportion d'oxygène combinée avec l'hydrogène ni de la quantité absolue d'oxygène consommé. On ne doit employer cette méthode que lorsqu'il est impossible de procéder autrement, et ses indications ne doivent jamais être acceptées qu'avec beaucoup de réserve (3). »

L'exemple ci-après sera démonstratif.

(1) Gavarret, *De la chaleur produite par les êtres vivants*, p. 364.
(2) C'est le fait qui résulte des tableaux de M. Hirn.
(3) Gavarret, *op. cit.*, p. 367.

		Av. l'inspir.	Apr. l'expir.
Composition de l'air sec ramené à la température de 0° et à la pression de 0,76.	Azote...	79,200	81,200
	Oxygène.	20,797	14,797
	Ac. carb.	0,003	4,003
		100,000	100,000

« L'air expiré contient 4 centièmes d'acide carbonique de plus que l'air inspiré. Mais tandis que l'acide carbonique exhalé n'accuse que 4 centièmes d'oxygène absorbé, l'air expiré en contient réellement 6 centièmes de moins que l'air inspiré. Cette différence de 2 centièmes peut tenir en partie et même en totalité à une exhalation de l'azote. Or, dans l'état physiologique, cette exhalation est constante (1). »

D'après les expériences de M. Hirn, la composition de l'air n'est nullement modifiée relativement à l'azote, soit à l'état de repos, soit pendant le travail.

Exp. I. Repos. Air expiré.	Azote...........	= 0,79
	Oxygène........	= 0,1847
	Acide carbonique.	= 0,0253
		1,0000 ou 100,00

Donc oxygène absorbé = 0,0253, c'est-à-dire le volume de l'acide carbonique exhalé.

Exp. IV. Travail. Air expiré.	Azote...........	= 0,79
	Oxygène........	= 0,1617
	Acide carbonique	= 0,0483
		1,0000 ou 100,00

Donc oxygène absorbé = 0,0483.

D'où l'on voit que non-seulement M. Hirn s'est servi d'une méthode infidèle pour déterminer la quantité d'oxygène, mais encore qu'il est certainement tombé dans des erreurs manifestes, preuve en soit l'analyse que donne M. Gavarret. Cette analyse, faite sur des produits exhalés à l'état de repos (selon toute apparence), donne une proportion beaucoup plus forte et pour l'oxygène et pour l'acide carbonique.

D'après les considérations qui précèdent, nous sommes prévenus que les calculs de M. Hirn sont entachés d'erreurs; mais il importe maintenant de déterminer d'une manière précise quelles sont les limites et la portée de ces erreurs. Dans ce but, je ferai appel aux mé-

(1) Gavarret, *op. cit.*, p. 364, 365.

thodes directe et indirecte, puisque d'après M. Gavarret, « ces méthodes employées concurremment conduisent à déterminer exactement la quantité *absolue* d'oxygène absorbé, les proportions de cet oxygène qui se sont combinées avec le carbone et l'hydrogène du sang (1). »

M. Hirn, dans ses expériences, s'est placé à deux points de vue divers : le repos et le mouvement. Je vais le suivre sur ce double terrain.

A. Repos.

A la détermination du poids de l'oxygène se rattachent la production d'eau et d'acide carbonique et, par conséquent, l'estimation du poids de carbone et d'hydrogène brûlés.

Ces prémisses posées, nous constatons que la quantité d'oxygène trouvée par M. Hirn est comprise entre 24gr,6 et 33gr,5 et la proportion d'acide carbonique entre 30gr,1 et 45,3 (2). Ces deux derniers chiffres correspondent à 8gr,3 et 12gr,5 de carbone (en vertu du rapport 3,6 : 1). Quant à l'hydrogène consommé et à l'eau produite, nous savons déjà que la méthode est peu explicite sur ce point.

Méthode directe. Lavoisier opérant sur son collaborateur M. Seguin (dont ni l'âge ni le poids ne sont mentionnés dans le mémoire) (3), à la température de 12° Réaumur, le sujet étant à jeun, a trouvé :

Oxygène consommé.........	42gr,225	en une heure (4).
Acide carbonique exhalé......	47 ,803	

« Il résulte de là, dit M. Gavarret, que les effets produits par la respiration chez l'homme, en une heure de temps, se traduisent ainsi :

(1) Passage cité.

(2) Dans un autre travail (*Esquisse élémentaire de la théorie mécanique de la chaleur et de ses conséquences philosophiques*, p. 24), M. Hirn dit qu'il a vu s'élever la quantité d'oxygène absorbé jusqu'à 40 grammes. C'est mieux, sans doute, mais insuffisant comme on le verra plus tard.

(3) Mém. de l'Acad. des sc., 1789.

(4) Je donne ici les chiffres rectifiés par M. Gavarret.

Oxygène absorbé 42^{gr},225	Acide carbonique exhalé, 47^{gr},803	Oxygène..............	34^{gr},765
		Carbone brûlé.........	13 ,038
	Eau produite 8^{gr},393	Oxygène..............	7 ,460
		Hydrogène brûlé......	0 ,933 (1)

Méthode indirecte. M. Barral, pour un poids de 47 kilog. (2), à la température de 20°,8, a trouvé :

Oxygène absorbé 31^{gr},782	Acide carbonique 37^{gr},017	Oxygène	= 26^{gr},922
		Carbone	= 10^{gr},095
	Eau produite 5^{gr},467	Oxygène	= 4^{gr},860
		Hydrog.	= 0^{gr},607

M. Barral, même poids et température de — 0°,54 :

Oxygène absorbé 44^{gr},229	Acide carbonique 51^{gr},288	Oxygène	= 37^{gr},300
		Carbone	= 13^{gr},988
	Eau produite 7^{gr},795	Oxygène	= 6^{gr},929
		Hydrog.	= 0^{gr},866

Le chiffre élevé du carbone tient, pour la seconde expérience, à la température (—0°,54), et pour les deux expériences à ce que M. Barral a tenu compte à la fois de l'exhalation pulmonaire et de l'exhalation cutanée.

Analyses qualitatives. — Revenons maintenant aux résultats de M. Hirn. Il opérait pendant des froids très-rigoureux : « Toutes mes expériences ont été faites en hiver et par des froids souvent très-grands (3), » et les sujets de ses expériences dont l'âge n'est pas toujours donné pesaient de 62 à 85 kilog. D'où il résulte, *à priori*, que les poids d'oxygène consommés et de carbone brûlé doivent être notablement plus élevés que pour le fait de Lavoisier, et pour la seconde expérience de M. Barral (celle qui est exécutée à —0°) (4).

(1) Gavarret, *op. cit.*, p. 332.

(2) C'est un poids très-inférieur pour un homme.

(3) *Esquisse élémentaire*, etc., p. 32. Hirn ajoute dans ce passage qu'il se propose de chercher si, en été, la proportion d'oxygène absorbé diminue.

(4) La chambre où était placé le calorimètre de Hirn avait une température comprise entre les limites extrêmes de 5°,5 à 13°,8 ; mais il est évident que le surplus de consommation de l'oxygène dû à un froid rigoureux n'a pu être influencé, d'une manière sensible, par un court séjour dans un milieu notablement plus chaud que l'air extérieur.

Dans les expériences de M. Hirn, il devrait y avoir, au moins, une cinquantaine de grammes d'oxygène consommé; ce qui donnerait environ 58gr,50 d'acide carbonique et 16gr,25 de carbone (pour 50gr d'oxygène), parce que le rapport de l'acide carbonique à la totalité de l'oxygène est :: 1,17 : 1, en moyenne. D'autre part, le rapport de l'acide carbonique au carbone est :: 3,6 : 1.

Je dois faire observer, d'ailleurs, que ces divers chiffres sont probablement trop faibles encore, car s'il y a une différence de 13 grammes environ pour l'oxygène absorbé, dans le cas de M. Barral, avec un poids de 47 kilogrammes, et un écart de 20° de température; si concurremment M. Seguin consommait, à 16°, pour un poids notablement supérieur, sans doute, à celui de M. Barral, 42 grammes d'oxygène; M. Hirn; à 0° et avec des poids de 62 à 85 kilogrammes, devait consommer plus de 50 grammes du même corps (1).

La méthode des analyses qualitatives ne peut, d'une manière exacte, suivant la remarque de M. Gavarret, déterminer la proportion d'oxygène se combinant avec l'hydrogène. L'exemple de M. Hirn nous prouve mieux encore, puisqu'il ne tient absolument aucun compte de cet élément de la question qui n'est nullement négligeable. Les tableaux de MM. Barral et Gavarret nous font voir, au contraire, qu'il est fort important. L'accusation que je dirige ici contre les expériences de M. Hirn est assez grave, et je la fonde sur ce fait que le rapport de l'oxygène à l'acide carbonique (en n'ayant égard qu'à la fraction d'oxygène se combinant avec le carbone) est, en moyenne :: 1 : 1,36 pour MM. Gavarret et Barral. D'après ces observateurs il n'y a plus qu'un rapport de 1 : 1,17, si l'on a égard à la totalité de l'oxygène consommé (2). Donc tout l'oxygène qui figure dans les tableaux que M. Hirn a annexés à son ouvrage sert à la combustion du carbone, puisqu'il donne le rapport 1 : 1,36.

(1) Réflexion faite, je crois pouvoir m'en tenir à ce chiffre de 50 grammes en tenant plus de compte du chiffre de Lavoisier que de ceux de M. Barral, qui n'a probablement pas observé un repos complet pendant ses expériences. De là sans doute quelque exagération dans le poids de l'oxygène.

(2) J'ai déduit moi-même le rapport des chiffres fournis par MM. Gavarret et Barral.

B. — TRAVAIL.

Méthode directe. Je ne puis ici confronter qu'une seule expérience, celle de Lavoisier, avec les observations de M. Hirn.

Poids supposé, 60 kilogrammes + 7k,343 de surcharge = 67k,343; température, 16°; ascension de 200 mètres en un quart d'heure, soit un travail de 13468k.m,6 en un quart d'heure ou de 53874k.m,4 en une heure. Consommation de 63 litres d'oxygène en une heure de temps et de 15lit,75 en un quart d'heure.

Si les 26 litres d'oxygène, moyennant rectification, équivalent à 42gr,225 oxygène, 63 litres équivaudront à 102gr,31 en une heure, et 25gr,57 en un quart d'heure.

« Ces derniers chiffres pourront paraître exagérés (1), » dit M. Gavarret. Peut-être, mais, sans conteste, ce n'est pas M. Hirn qui les trouvera tels.

Méthode indirecte. Non appliquée dans l'espèce. Elle pourrait même être impraticable.

Analyses qualitatives. Les quantités d'oxygène du tableau E sont comprises entre 89gr,66 et 156gr,5; celles d'acide carbonique entre 111,3 et 223,5 pour des poids qui varient de 62 à 85 kil.

Prenons l'expérience IV comme type.

Poids = 62k,172. Température très-rigoureuse. Ascension, 374m,8 en une heure. Travail = 23257 kilogrammètres en une heure. Oxygène consommé = 113,1. Acide carbonique = 156,4.

D'où nous voyons que :

Pour un travail de 53874k.m,4, M. Seguin ne consommait que 102gr,31 oxygène.

Pour un travail de 23257 kilogrammètres, M. Hirn en consommait 113gr,1.

Cette opposition me paraît violente. Elle est la même d'ailleurs pour toutes les autres expériences (2).

(1) *Op. cit.*, p. 376.

(2) Il peut paraître bizarre de me voir contester l'exactitude du chiffre 113,1 d'oxygène lorsque j'accuse la méthode d'avoir donné dans 27,6 d'oxigène (exp. I) un chiffre trop faible. Je n'ai été conduit à mettre en doute 113,1 qu'à cause des raisons suivantes : 1° La méthode est, d'une manière générale, incertaine. 2° Les expériences de Lavoisier sont dues à l'application d'une méthode rigoureuse. 3° M. Gavarret semble crain-

Supposons avec M. Gavarret que le chiffre de 102gr,31 oxygène ne soit point exagéré, n'est-ce pas à grand'peine qu'on pourrait admettre 70 grammes d'oxygène dans l'expérience de M. Hirn?

Or 70 × 3,2 (équivalent calorifique de l'oxygène à l'état de repos) (1) = 214 calories, chiffre inférieur au 245,6 calories totales admises par M. Hirn. Donc le travail ne fait point diminuer l'équivalent calorifique de l'oxygène.

En présence des résultats concordants que nous donnent les méthodes directe et indirecte et des contradictions que leur oppose la méthode des analyses qualitatives, il nous sera permis, sans doute, de rappeler les paroles suivantes de M. Gavarret : « On ne doit employer cette dernière méthode que lorsqu'il est impossible de procéder autrement, et ses indications ne doivent jamais être acceptées qu'avec beaucoup de réserve (2). »

3° Détermination du nombre des calories. — Si cette détermination du nombre des calories ne reposait pas, pour M. Hirn, sur des bases qui me paraissent absolument hypothétiques, je pourrais me contenter de la preuve que je crois avoir établie dans la section précédente ; car moins il y aura d'oxygène, moins il y aura d'acide carbonique et d'eau, moins il y aura de carbone et d'hydrogène brûlés, moins il y aura de calories. Mais je crois préférable d'entrer dans le détail des raisons que j'oppose aux calculs de M. Hirn.

Je cite quelques exemples :

dre qu'on ne trouve trop élevé le chiffre de 63 litres d'oxygène consommé pendant un travail de 53,874 kilogrammètres.

Il ne m'en coûterait d'ailleurs absolument rien d'admettre non-seulement qu'il y a bien eu 113gr,1 d'oxygène consommé dans l'exp. IV, mais qu'il y a eu beaucoup plus encore, soit 130 à 140 grammes. La question *capitale*, c'est-à-dire celle de la détermination du nombre de calories pendant le travail, demeure entière après l'ouvrage de M. Hirn. Je crois, du moins, le démontrer dans la section suivante.

Ce que je dis de l'exp. IV s'applique à toutes celles qu'accompagne un travail positif.

(1) Au lieu de 5,2 on accepte généralement 3,2 comme équivalent calorifique de l'oxygène, à l'état de repos.

(2) Passage cité.

Exp. 1re. *Repos* — Oxygène consommé = 27^gr^,6. Calories totales = 145,9 (la formule (T — *t*) 25,75 = 118,45 calor. seulement). Équivalent calorifique = $\frac{143,9}{27,6}$ = 5,2.

Exp. 4e. *Mouvement.* — Oxygène consommé = 113,1 calories totales = 245,6 (la formule (T — *t*) 25,75 = 206 calor. seulement); calories disponibles = 622,1 (113^gr^,1 oxyg. × 5,2 = 588,12 calor. seulement). Donc équivalent calorifique de l'oxygène = $\frac{245,6}{111,1}$ = 2,17. Pendant le travail 376,5 calor. ont disparu.

Je prends la première expérience, et la comparant avec celle de M. Barral, où il y a seulement 31^gr^,782 d'oxygène absorbé, je constate que les 10^gr^,095 de carbone brûlés n'ont pu fournir que 81,567 calories; que les 0^gr^,607 d'hydrogène n'ont pu donner que 20,979 calories; d'où l'on voit qu'on n'obtient par la double combustion que 102,546 calories. Or il n'y aurait eu dans la première expérience que 27^gr^,6 d'oxygène consommée au lieu de 31^gr^,782. Admettant d'une manière approximative que sur les 27 grammes d'oxygène il y ait 24 grammes se combinant avec 9 grammes de carbone et 3 grammes se combinant avec 0^gr^,500 d'hydrogène. On aurait alors :

Par la combustion du carbone.	72,720 calor.
Par la combustion de l'hydrogène.	17,281 calor.

Additionnant les deux sommes, nous avons un total de 90,001 calories, nombre très-éloigné de 143 grammes donné à M. Hirn par l'application de ses formules. Mais nous savons que 44^gr^,229 d'oxygène, consommé dans l'une des expériences de M. Barral, ne fournissent que 143,86 calories. Donc il est impossible de supposer que les 27 grammes d'oxygène de l'expérience première produisent 143,86 calories.

Je ferai de plus l'observation que, d'après le nombre de 90 calories l'équivalent calorifique de l'oxygène tombe immédiatement à 3,3.

Je passe maintenant à la quatrième expérience et dois faire appel de suite aux considérations développées dans la section précédente, et rappeler qu'au lieu des 113,1 oxygène de M. Hirn, il faut admettre, tout au plus, 70 oxygène ainsi dédoublé (1)

59,04 oxyg. se combinant avec	22 gr. carbone	=	180 calor. environ.
10,96 oxyg. se combinant avec	1,569 hydrog.	=	47 calor. environ.

(1) Je rappelle les réserves que j'ai faites à cet égard dans l'une des notes précédentes. M. Hirn indique un nombre peut-être trop faible, auquel cas toute cette partie de mon argumentation serait sans valeur, mais l'objet principal de ma thèse n'en serait nullement atteint.

Soit un total de 227 calories, chiffre qui concorde suffisamment avec $70 \times 3,2 = 214$ calories. En multipliant 70 par 3,3, on aurait 231 calories.

Or M. Hirn trouve 245,6 calories totales, c'est-à-dire à peu près ce qu'il faut pour prouver, au seul point de vue des chiffres, que l'équivalent calorifique de l'oxygène, au lieu de diminuer, tend à augmenter par le travail.

Établissons maintenant un parallèle entre ces divers chiffres et ceux que l'on obtient dans l'expérience de Lavoisier. Ici l'oxygène total = $102^{gr},31$, et par proportion on obtient $86^{gr},29$ se combinant avec $32^{gr},402$ carbone, et $16^{gr},02$ se combinant avec 2,002 hydrogène. Soit, 261,808 calories pour le premier cas. et 69,193 calories pour le deuxième. En tout = 331,001 calories, chiffre très-voisin de $327^{cal},192$ (obtenu en multipliant $102^{gr},31$ par 3,2) et très-éloigné des 622,1 calories disponibles de M. Hirn. Néanmoins, la différence en travail est de $30,717^{km},14$ en faveur de Lavoisier.

L'examen des deux expériences de M. Hirn et tout particulièrement celui de la première où les données sont faciles à apprécier, nous démontre péremptoirement qu'il existe une cause d'erreur très-grave dans les calculs de cet auteur. Cette cause, quelle est-elle?

Nous savons que, d'après M. Hirn, pour déterminer le nombre de calories cédées (par la personne enfermée dans le calorimètre), à l'air interne, pour le maintenir à une température stable, supérieure à celle de l'air ambiant, il suffit de multiplier par 25,75 le nombre de degrés dont la température interne dépasse la température externe, soit $(T - t)$ 25,75. En effet, lorsqu'il s'agit d'un bec à gaz hydrogène enflammé, le quotient du nombre de calories divisé par l'excès de la température de la chambrette sur la température de la chambre est représenté par 25,75.

Je ne puis m'empêcher de faire ici des réserves, peut-être sans fondement, puisque je n'ai point l'honneur d'être un physicien de profession. Je ne saurais m'abstenir de faire observer que l'homme ne brûle comparativement qu'une très-faible proportion d'hydrogène, et que par conséquent les calories dues à la combustion du carbone entrent pour la plus forte part dans la somme des calories produites. D'autre part la chaleur de combustion du carbone est très-inférieure à la chaleur de combustion de l'hydrogène. Or par cela seul que 25,75 est la raison de l'accroissement des pertes de calorique de la chambrette lorsqu'il s'agit de la combustion de l'hydrogène seul, il ne me paraît pas évident *à priori* qu'il doive en être de même lorsqu'il y a peu d'hydrogène et beaucoup de carbone brûlés. Tel est le cas des sujets mis en expérience.

En tout cas, et tenant ma critique pour nulle et non avenue, il est démontré, je crois, par les considérations précédentes, que 25,75 est inexact *à posteriori*.

Revenons maintenant à la première expérience, et supposons le chiffre de 27 grammes d'oxygène absorbé exact. J'ai montré plus haut qu'on arrivait alors à 90,001 calories. Si nous divisons ce nombre par l'excès de T sur *t* nous avons $\frac{90}{4,6} = 19,56$; chiffre peut-être un peu élevé, parce que $27,6 \times 3,2 = 88,32$ calories, et que $\frac{88,32}{4,6} = 19,20$. Donc, dans le cas particulier, pour arriver à la détermination du nombre des calories, il suffirait de multiplier 19,20 par l'excès de T sur *t*. Soit $19,20 \times 4°,6 = 88,32$ calories.

Acceptons comme suffisamment élevés les poids de l'oxygène et nous aurons encore :

	ox.		calor.			
Pour la 2ᵉ exp.	26,6	×3,2=	85,12 ;	et	$\frac{85,12}{5,3}$	= 16,06 au lieu de 19,20.
Pour la 3ᵉ exp.	27	×3,2 =	86 ,4 ;	et	$\frac{86,4}{5,2}$	= 16,61.
Pour la 9ᵉ exp.	32,94	×3,2 =	105,408 ;	et	$\frac{105,408}{6,09}$	= 15,144.
Pour la 12ᵉ exp.	33, 5	×3,2 =	107,20 ;	et	$\frac{107,20}{5,7}$	= 18,817.
Pour la 14ᵉ exp.	24, 6	×3,2 =	78, 72 ;	et	$\frac{78,72}{4,8}$	= 16,40.

Toutes ces expériences étant faites au *repos*, on voit que le quotient du nombre de calories divisé par l'excès T — *t* est en moyenne de 17 et ne peut guère fournir que des approximations très-imparfaites. En effet, appliqué à la première expérience, ce quotient ne nous donnerait que 78^{cal},2 au lieu de 88^{cal},32. Appliqué à la neuvième, on aurait 118^{cal},3 au lieu de 105^{cal},408.

Comparons les quotients qui précèdent à ceux que l'on obtient dans les expériences accompagnées de *travail*. Ici nous avons :

Pour la 4e exp. $113,1 \times 3,2 = 361,92$; et $\frac{361,92}{8} = 45,24$.

Pour la 5e exp. $112,2 \times 3,2 = 359,04$; et $\frac{359,04}{9,5} = 37,80$.

Pour la 6e exp. $126,9 \times 3,2 = 406,08$; et $\frac{406,08}{10,1} = 40,206$.

Pour la 7e exp. $122,3 \times 3,2 = 391,36$; et $\frac{391,26}{10,13} = 37,990$

Pour la 8[e] exp. $117,9 \times 3,2 = 376,28$; et $\frac{376,28}{11,3} = 33,298$.

Pour la 10[e] exp. $156,1 \times 3,2 = 499,52$; et $\frac{499,52}{10,22} = 48,876$.

Pour la 11[e] exp. $156,6 \times 3,2 = 500,80$; et $\frac{500,80}{11,65} = 42,901$.

Pour la 13e exp. $89,66 \times 3,2 = 286,912$; et $\frac{286,912}{9,3} = 30,850$.

Pour la 15e exp. $107,8 \times 3,2 = 344,96$; et $\frac{344,96}{8,4} = 41,066$.

Au lieu de 17 pour moyenne du quotient on pourrait prendre ici 39 entre les limites extrêmes 30 et 48. Une pareille moyenne est évidemment inapplicable.

Des deux tableaux qui précèdent et qui reposent sur des chiffres que je crois entachés d'inexactitude, il ressort néanmoins deux conclusions générales : la première que le quotient est beaucoup plus faible au repos; la seconde que, toutes choses égales d'ailleurs (à excès de $T - t$ égaux), ce quotient est d'autant plus élevé que la consommation d'oxygène a été plus considérable.

Il y a donc dans les calculs de M. Hirn une cause d'erreur très-importante dans le choix d'un quotient constant. Ajoutez-y l'équivalent calorifique 5,2 démontré inacceptable (1) (qui explique l'énorme

(1) Je rappelle (exp. I) que sur 27 grammes d'oxygène, 24 grammes environ se combinent avec 9 grammes de carbone et 3 grammes avec 0[gr],500 d'hydrogène. Or cette combinaison ne pourra donner plus de 90 calories, le carbone en fournissant 72,72 et l'hydrogène 17,28. Divisant 90 calories par 27[oxyg],6 = 3,3 pour équivalent calorifique de l'oxygène.

Remarquons de plus que ce chiffre de 90 calories environ est très-inférieur aux résultats que l'on obtient soit par 25,75 multipliant 4,6, soit par 36,9 multipliant 4,6. Les calculs de M. Hirn l'ont conduit à des chiffres non-seulement trop élevés, mais encore impossibles.

quantité de calories disparues pendant le travail), et vous posséderez les deux éléments essentiels de la critique à laquelle je viens de me livrer.

L'observation pratiquée avec une méthode défectueuse joue donc un très-faible rôle dans les recherches de M. Hirn. C'est par le calcul qu'il obtient la plupart de ses résultats. Ainsi en est-il, par exemple, pour la détermination du nombre des calories. De plus, en présence des deux quotients 25,75 et 36,9 que lui avait donnés la combustion de l'hydrogène, notre auteur a pris la moyenne, ou peu s'en faut, des produits que donne la multiplication de ces deux nombres par T — *t*. En effet :

	cal.	cal.	cal.	calories totales de Hirn.
Exp. 1.	25,75× 4, 6=118,45,	36,9× 4, 6=169,74.	Moyenne=144,04,	143,9
Exp. 2.	25,75× 5, 3=135,47,	39,9× 5, 3=195,57.	Moyenne=165,52,	146,9
Exp. 3.	25,75× 5, 2=133,90.	36,9× 5, 2=191,88.	Moyenne=162,89,	147,9
Exp. 4.	25,75× 8, =206,00,	36,9× 8, =295, 2.	Moyenne=250,60,	245,6
Exp. 5.	25,75× 9, 5=244,62,	36,9× 9, 5=350,55.	Moyenne=297,34,	283,6
Exp. 6.	25,75×10, 1=260,07,	36,9×10, 1=372,69.	Moyenne=316,38,	302,1
Exp. 7.	35,75×10, 3=265,22,	36,9×10, 3=380,00.	Moyenne=322,61,	309,3
Exp, 8.	25,75×11, 3=280,97,	36,9×11, 3=416,97.	Moyenne=348,97,	333,8
Exp. 9.	25,75× 6, 9=177,67,	36,9× 6, 9=254,61.	Moyenne=216,14,	189
Exp. 10.	23,75×10,22=263,16,	36,9×10,22=377,11.	Moyenne=320,14,	325,2
Exp. 11.	25,75×11,65=299,98,	36,9×11,65=429,88.	Moyenne=364,93,	356,3
Exp. 12.	25,75× 5, 7=146,77,	36,9× 5, 7=210,53.	Moyenne=178,55,	161
Exp. 13.	25,75× 9, 3=239,47,	36,6× 9, 3=343,17.	Moyenne=291,32,	263,7
Exp. 14.	25,75× 4, 8=123,60,	36,9× 4, 8=177,12.	Moyenne=150,36,	129,2
Exp. 15.	25,75× 8, 4=216,30,	36,9× 8, 4=309.96.	Moyenne=263,13,	252,1

Telles sont les conséquences auxquelles M. Hirn a été entraîné en prenant pour le sujet mis en expérience dans la chambrette le même quotient que pour l'hydrogène enflammé. Dans les phénomènes de combustion observés chez les animaux, il y a deux éléments en présence ou plutôt associés : l'hydrogène et le carbone. Ne faire brûler que du carbone et diviser les calories produites par l'excès de T sur *t* aurait donné un quotient trop faible, mais cependant beaucoup plus près de la vérité que 25,75 et 36,9. En multipliant ce quotient (14 en moyenne) par T — *t*, on aurait :

1re expérience.	14 × 4,6 = 64,4	Repos.
3e expérience.	14 × 5,2 = 72,8	
4e expérience.	14 × 8 = 112	Mouvement.
8e expérience.	14 × 11,3 = 158,2	
11e expérience.	14 × 8,4 = 117,6	

Tous ces chiffres sont trop faibles, mais à des degrés divers ; ils ne sont qu'un peu diminués pour le repos, et ils le sont beaucoup pour le mouvement. Toutefois ils sont encore moins inexacts que les chiffres de calories de M. Hirn. Or s'il nous plaisait de diviser (exp. III) 72 calories par 27, nous aurions 2,6 pour équivalent calorifique de l'oxygène; puis, passant à la quatrième expérience, nous trouverions $\frac{112 \text{ calor.}}{113 \text{ oxyg.}} = 0,9$, et nous penserions aussi que l'équivalent calorifique a beaucoup baissé par le fait seul du travail. Donc, dirions-nous, une partie des calories s'est transformée en travail.

Je prie le lecteur de remarquer ici que je ne fais absolument pas autre chose que suivre le procédé de M. Hirn ; mais je l'applique au carbone seul, de même qu'il l'a appliqué à l'hydrogène seul. D'où l'on voit que pour arriver à l'exactitude dans cette question de calories admises dans un temps donné, il faudrait tenir compte des deux éléments et déterminer leur chaleur de combustion simultanée avec leurs proportions réciproques. Le fait est déjà réalisé par le sujet soumis à l'observation, ce qui prouve qu'une appréciation purement fictive et théorique des calories a bien été donnée, mais que rien n'a été effectué au point de vue de l'expérience proprement dite (1).

Donc, en résumé, observation fautive quant à l'oxygène, calculs reposant sur des données radicalement impropres quant aux calories, tel me paraît être le bilan de la situation.

TRAVAIL NÉGATIF.

Je commence par donner la parole à M. Hirn.

« Supposons que nous montions un escalier ou que nous gravissions une montagne ; la comparaison de nos deux nombres de calories nous apprendra que le nombre réel produit est toujours inférieur au nombre calculé (2).

« Supposons que nous descendions un escalier ou une montagne. La comparaison de nos nombres nous dira que la quantité de calo-

(1) Connaissant la quantité de carbone et d'hydrogène brûlés, nous savons par cela même la quantité de calories produites, étant données les chaleurs de combustion dans ces deux corps. Dans l'espèce, l'expérience consisterait à déterminer, non par des calculs (M. Hirn), mais par l'observation, la totalité des calories effectives.

(2) Les deux nombres sont dus l'un et l'autre au calcul.

rique produite est toujours au moins égale et très-souvent supérieure à la quantité calculée.

« Le mouvement ascendant annihile donc dans l'individu une partie du calorique que l'oxygène est capable de produire. La marche descendante non-seulement n'annihile rien, mais le plus souvent détermine une production de calorique supérieure à celle dont est capable l'oxygène.

« Pour le mécanicien, mes expériences présentent une anomalie. L'individu qui est descendu de 440 mètres en une heure (exp. IV, tabl. F) aurait dû développer presque autant de calorique que celui qui s'est élevé de 451 mètres en a consommé. Or la production est bien moindre (25 calor. au lieu de 421 calor.) (1).

« Le muscle qui se contracte occasionne une dépense de calorique dans l'être vivant. Le muscle contracté qui se détend sous l'action d'un effort externe (d'un fardeau qui descend) ne dépense pas de calorique, et le plus souvent en fait produire.

« Cependant, si le moteur vivant était aussi véritablement une machine que quelques physiciens le pensent, il faudrait :

« 1° Que le rapport du travail produit au calorique disparu fût constant et parfaitement égal chez tous les individus;

« 2° Et que dans l'homme ou l'animal qui abaisse un fardeau qui descend son propre corps il se produisît toujours autant de calorique en plus qu'il s'en produit en moins dans les phénomènes contraires.

« Or c'est ce que l'*expérience dément formellement* (2).

« Un homme du poids moyen de 75 kilogrammes, qui gravit le mont Blanc ou qui s'élève d'environ 4,000 mètres, produit de fait l'énorme travail de 300,000 kilogrammètres ; si nous évaluons chez lui la chaleur représentée par la respiration et la chaleur réellement produite, nous trouverions que celle-ci est plus petite que la première, et d'autant d'unités que le nombre 425 est contenu de fois dans 300,000 ; il manquerait environ 700 calories à l'appel. Lorsque au contraire cet homme descend du mont Blanc, nous trouverions dans son organisme 700 calories de plus que n'en représente la res-

(1) Dans l'expérience VIII il n'y a que 5 calories de surplus pour une descente de 468 mètres en une heure.

(2) *Recherches sur l'équivalent mécanique*, etc., p. 104 à 110, publiées en 1858.

piration. C'est ce que dit la théorie mécanique et ce qu'*affirme l'expérience.*

« Le moteur humain est donc soumis comme tout autre aux lois générales de la théorie mécanique de la chaleur (1). »

Le fond de la doctrine est sans doute le même dans les deux ouvrages que je viens de citer ; mais le dernier venu est en progrès manifeste, puisqu'il fait du moteur humain une machine pure et simple. Cette doctrine, condamnée par l'expérience en 1857, avait reçu une toute autre sanction en 1864.

Mais qu'est-ce que l'expérience pour M. Hirn ? Nous savons qu'en 1855 il donnait ce nom au calcul résultant de l'application d'une formule fautive. En serait-il autrement au jour d'aujourd'hui ? Il est à craindre, *à priori*, que notre auteur n'ait conservé de vicieuses habitudes de langage, et les deux expériences relatées par l'ouvrage le plus récent de M. Hirn me paraissent impliquer le même mode erroné pour la détermination des calories. Il procède là encore par le calcul (2).

Quoi qu'il en soit, abordons le tableau F du premier travail (3).

					Hirn.
Exp. 4ᵉ	Poids = 61^{kil},5.	Oxygène 63^{gr},85.	Calories totales	= 351,17. . .	351
			Disponibles	= 332,02. . .	326
Exp. 8ᵉ	Poids = 51^{kil},6.	Oxygène 47^{gr},33.	Calories totales	= 250,92. . .	251
			Disponibles	= 246,11. . .	246
Exp. 13ᵉ	Poids = 73^{kil},2.	Oxygène 48^{gr},28.	Calories totales	= 250,92. . .	251
			Disponibles	= 251,05. . . .	

Équivalents calorifiques de l'oxygène. (*Descente.*)
- 4ᵉ exp. = 5^{gr},5
- 8ᵉ exp. = 5^{gr},31
- 13ᵉ exp. = 5^{gr},19

Dans la quatrième expérience, le nombre de calories totales données, par la multiplication de T — t par un certain nombre, dépasse de 18 (25 d'après Hirn) le nombre de calories dues à 63^{gr},85 × 5,2. Dans la huitième expérience, la différence entre les produits n'est plus que de 5 calories; et enfin, dans la treizième, les calories disponibles, au lieu d'être inférieures aux calories totales, leur sont de-

(1) *Esquisse élémentaire*, etc., p. 41, 1864.

(2) *Théorie mécanique de la chaleur*, 1ʳᵉ partie, p. 34.

(3) *Recherches sur l'équivalent*, etc.

venues supérieures. Notre auteur a cru devoir taire ce résultat et ne pas indiquer l'équivalent 5,19, peu conforme à l'hypothèse.

Maintenant quelle est la formule employée pour obtenir les calories dites totales? J'ai démontré plus haut que M. Hirn ayant trouvé dans une double série d'expériences, d'abord 25,75, puis 36,9, avait pris sensiblement la moyenne entre les calories obtenues à l'aide de ces deux formules. Lorsqu'il s'est agi du travail négatif, la question est devenue fort différente, sans doute, puisque la formule 36,9 (T — t) a été, seule, mise en usage.

Nous trouvons aisément la preuve que l'équivalent calorifique 5,5 (ou 5,3) est beaucoup trop élevé, et c'est par cet équivalent qu'on arrive aux calories disponibles. Dans le cas particulier, $63^{gr},85$ oxygène total multiplié par 1,17 = $74^{gr},705$ d'acide carbonique (1). Celui-ci divisé par 3,6 = $20^{gr},75$ de carbone brûlé. D'où 20,75 × 2,66 = $55^{gr},19$ oxygène se combinant avec carbone et $8^{gr},65$ se combinant avec hydrogène. Par la proportion suivante (dont les éléments sont empruntés à l'une des expériences de M. Barral), on obtient le poids de ce dernier corps :

$4^{gr},86$ oxygène : 8,65 oxygène :: $0^{gr},607$ hydrogène : x.
x = $1^{gr},080$ hydrogène.
Or $20^{gr},75$ carbone en brûlant produisent $167^{cal}.66$
$1^{gr},080$ hydrogène en brûlant produit $34^{cal},737$

Total des calories possibles. . . . . $202^{cal},397$, au lieu des 351 calories totales de M. Hirn obtenues par l'emploi de 5,5 comme équivalent calorifique de l'oxygène (2).

En appliquant la formule 25,75 (T — t), on aurait eu = $244^{cal},625$, et en appliquant l'autre formule, savoir 36,9 (T — t), on obtient $350^{cal},55$. Ces deux nombres dépassent dans des proportions diverses la somme des calories dues à la double combustion du carbone et de l'hydrogène, et ils pourraient paraître déposer en faveur de la transformation des kilogrammètres en calorique, mais ils reposent l'un et l'autre sur des données beaucoup trop incertaines pour qu'on en puisse déduire aucun argument positif. Je vais plus loin et j'ajoute

(1) Ce qui prouve l'exactitude du rapport 1,17 entre CO^2 et la totalité de l'oxygène, c'est que les $55^{gr},19$ de ce dernier gaz (se combinant avec le carbone) multipliés par 1,36 donnent pour résultat 74,958, nombre très-voisin de 75.

(2) 63,85 × 3,2 = 214,32, chiffre un peu plus élevé, mais dont l'approximation me paraît suffisante.

que si, au lieu de nous servir tantôt d'une formule, tantôt de l'autre, ou même d'une moyenne entre les deux, comme M. Hirn le fait sans difficulté, nous nous contentions de supposer connu le nombre de calories (soit 214^{cal},32 dans l'espèce) et que nous le divisions par $T - t$, nous arriverions à déterminer le quotient cherché, par la même méthode pratiquée par M. Hirn pour la combustion de l'hydrogène, et alors nous aurions :

4ᵉ exp. $\frac{214^{cal},320}{9,5} = 22,56$ D'où $22,56\ (T-t) = 214^{cal},520$

8ᵉ exp. $\frac{151^{cal},45}{6,8} = 22,27$ $22,27\ (T-t) = 151^{cal},45$

15ᵉ exp. $\frac{154^{cal},496}{6,8} = 22,72$ $22,72\ (T-t) = 154^{cal},496$

Par des artifices de calcul, M. Hirn est donc arrivé à faire diminuer le nombre des calories effectives dans le travail utile, et c'est par une fantasmagorie du même genre qu'il a pu exagérer les calories produites pendant le travail négatif et par cela même augmenter l'équivalent calorifique de l'oxygène, le faisant passer de 5,2 à 5,3 et même 5,5.

Au point de vue de l'expérience, la question demeure entière et cependant nous voyons invoquer son témoignage qui démontrerait, par exemple, que l'homme après être descendu de 4,000 mètres présente les 700 calories perdues en faisant l'ascension. Mais on a omis de nous dire à combien de degrés ou fractions de degré équivalent les 700 calories disparues, et d'ailleurs les expériences du tableau F *démentent formellement* la reproduction à la descente de la totalité des calories disparues à la montée.

Je me contenterai ici d'une simple observation. Un corps en tombant n'amasse de chaleur qu'en puissance et en réalité, n'en acquiert que fort peu et seulement par le fait du frottement. C'est le choc, d'une manière à peu près exclusive par conséquent, qui détermine la production du calorique, et si le choc n'avait pas lieu, jamais le mouvement du corps qui tombe ne se transformerait en chaleur. Lorsque nous descendons, il y a sans doute un certain choc au contact du sol, et là il y a quelque chaleur produite, ainsi que dans les frottements articulaires. Mais c'est tout, et l'on y chercherait vainement les 700 calories devenues, dit-on, du travail mécanique à la montée.

DEUXIÈME PARTIE.

CONSIDÉRATIONS SPÉCIALES.

De l'équivalent mécanique de la chaleur. — Cette question est évidemment comprise dans la plupart des considérations qui précèdent : elle en est même la pierre angulaire. J'ai voulu, néanmoins, lui consacrer une mention spéciale parce que j'ai dû précédemment omettre certains développements qui trouveront mieux ici leur place.

Dans son premier ouvrage, M. Hirn fait de l'équivalent mécanique, en général, une variable, et, dans le deuxième, une constante. Négligeant les chiffres qui ont trait à la physique proprement dite, nous constatons, sur le tableau E, neuf expériences accompagnées de travail, qui se dédoublent en deux groupes. Le premier groupe nous donne 60$^{k \cdot m}$,9 (en moyenne) pour équivalent mécanique (exp. 4, 5, 6, 7, 8, 10, 11) ; le second comprend les expériences 13 et 15 qui nous offrent pour équivalent : le n° 13 = 105$^{k \cdot m}$,3, et le n° 15 = 71$^{k \cdot m}$,2.

Au lieu de variables, plus ou moins rapprochées de 425 kilogrammètres, M. Hirn s'est converti à la constante généralement acceptée en physique. Nous lui voyons appliquer cette constante à la physiologie et admettre que toute calorie perdue s'est transformée en 425 kilogrammètres dans le travail positif, et *vice versâ* dans le travail négatif. Entre les deux ouvrages datés, l'un de 1858 et l'autre de 1865, y a-t-il eu de nouvelles expériences *physiologiques* démontrant à l'auteur qu'au lieu de 56$^{k \cdot m}$,1 à 105$^{k \cdot m}$,3, l'équivalent mécanique de la chaleur est la constante 425 kilogrammètres? Ou bien le fait seul que M. Hirn a dû renoncer à la variable en physique, l'a-t-il conduit à admettre la constante en physiologie, constante qu'il lui aurait paru plus expéditif de porter à 425 kilogrammètres? En présence de la situation nouvelle que constate, mais que n'explique point, l'ouvrage publié en 1865, je pose tout d'abord les questions qui précèdent.

Je remarque ensuite que l'équivalent calorifique de l'oxygène 5,2 est maintenu dans la dernière publication. Or si 5,2 a le précieux avantage d'augmenter beaucoup le nombre des calories disponibles (obtenues en multipliant le poids de l'oxygène par 5,2) il a pour inconvénient très-sérieux d'augmenter la différence entre les calories totales et les calories disponibles, c'est-à-dire le chiffre des calories disparues. On sait que pour obtenir l'équivalent mécanique de la chaleur, dans l'espèce, on divise le travail par les calories disparues. Donc, plus il y aura de calories disparues, plus l'équivalent mécanique sera faible.

Exemple : Expérience 4 du tableau E.

Calories totales = 245,6. Disponibles = 622,1. Dispar. = 376,5
Travail = 23257^{km}. Oxygène consommé = $113^{gr},1$

$$\text{Donc équivalent mécanique} = \frac{23257^{km}}{376^{cal},5} = 61^{km},8$$

Substituant 3,2 à 5,2 démontré faux et impossible, nous avons seulement $361^{cal},92$ disponibles, et par conséquent $116^{cal},32$ disparues. Donc équivalent mécanique $= \frac{23257^{km}}{116^{cal},32} = 199^{km},93$. Ce quotient nous rapproche un peu de 425 kilogrammètres.

Appliquant le même calcul aux autres expériences, voici les résultats :

		Hirn.
N° 5.	Équivalent mécanique $= \frac{20750^{km}}{75^{c},44} = 275^{km},05$.	62^{km}
N° 6.	Équivalent mécanique $= \frac{22208^{km}}{103^{c},98} = 213^{km},39$.	$56^{km},1$
N° 7.	Équivalent mécanique $= \frac{21700^{km}}{82^{c},06} = 264^{km},44$.	$59^{km},7$
N° 8.	Équivalent mécanique $= \frac{22217^{km}}{509^{c},13} = 509^{km},13$.	$63^{km},6$
N° 10.	Équivalent mécanique $= \frac{34532^{km}}{197^{c},42} = 174^{km},91$.	$60^{km},7$
N° 11.	Équivalent mécanique $= \frac{34260^{km}}{144^{c},50} = 237^{km},02$.	$63^{km},4$
N° 13.	Équivalent mécanique $= \frac{17539^{km}}{23^{c},21} = 755^{km},56$.	$105^{km},6$
N° 15.	Équivalent mécanique $= \frac{22387^{km}}{101^{c},86} = 219^{km},78$.	$71^{km},2$

Prenons maintenant les deux expériences 4 et 13. La quatrième devrait avoir $54^{cal},46$ disparues, et la treizième $41^{cal},24$ disparues pour répondre à l'équivalent mécanique 425 kilogrammètres. Mais alors l'équivalent calorifique de l'oxygène devrait (exp. 4) être 2,7 d'une part, et d'autre part (exp. 13) il devrait égaler sensiblement 7,75. Si donc on s'en tient aux premiers résultats de Hirn, on est en présence d'une variable très-éloignée de 425 kilogrammètres, variable due à l'application du chiffre 5,2. Ce chiffre étant inacceptable, nous le remplaçons par 3,2, et nous obtenons encore une variable ayant pour extrêmes limites $174^{k.m},91$ et $755^{k.m},56$. Tenons-nous absolument à avoir la constante classique 425 kilogrammètres? Rien n'est plus facile. Il suffit pour cela de faire varier l'équivalent calorifique de l'oxygène de 2,60 à 7,75, tout en étant placé dans des conditions identiques de travail, mais tenant compte, à notre insu, des besoins et des intérêts de la cause.

En d'autres termes la moyenne prise entre 25,75 $(T-t)$ et 36,9 $(T-t)$ nous conduit à 5,2, mais altère l'équivalent mécanique de la chaleur. Si celui-ci nous sert de point de départ, à 425 kilogrammètres, alors on peut arriver, sans doute, à 2,60, mais on peut également trouver 7,75 pour équivalent calorifique de l'oxygène pendant le travail, résultat négatif relativement à la transformation de la chaleur en action mécanique.

La contradiction flagrante qui éclate entre les éléments divers sur lesquels opérait M. Hirn, me paraît éclairer la question que je me suis posée tout à l'heure, et lui donner une solution.

Equivalent calorifique du kilogramme. Cet équivalent varie avec les espèces animales, et je n'aurai en vue ici que le kilogramme du corps humain (1). Je me propose actuellement de chercher à quelles conclusions nous conduisent, sur ce sujet, les recherches de M. Hirn.

Pour le corps de l'homme il est généralement admis que le kilogramme produit, par heure, et à 15°, environ 2,3 calories. D'après le tableau E, on voit que :

			Cal.
Repos. . .	Exp. 1.	Équivalent	2,24
	2.	Id.	2,29
	5.	Id.	2,25
	9.	Id.	2,23
	12.	Id.	3,08
	14.	Id.	1,99

(1) L'équivalent calorifique du kilogramme doit être plus faible, chez la femme, puisqu'elle brûle notablement moins de carbone que l'homme.

	Exp.		Cal.			
Mouvem.	4.	Équivalent	10,01	Disponibles.	Effectives	3,9
	5.	Id.	9,95	Id.	id.	4,5
	6.	Id.	11,22	Id.	id.	4,8
	7.	Id.	10 16	Id.	id.	4,9
	8.	Id.	10,40	Id.	id.	5,3
	10.	Id.	10,59	Id.	id.	3,8
	11.	Id.	10,54	Id.	id.	4,19
	13.	Id.	8,33	Id.	id.	5,1
	15.	Id.	8,47	Id.	id.	3,8

D'après Lavoisier (chiffres rectifiés par M. Gavarret), l'équivalent calorifique du kilogramme pour un poids de 60 kilog. est, par heure, de $2^{cal},29$ à la température de 15°.

D'après M. Barral, un homme de 29 ans, du poids de $47^k,5$, la température étant de —0°,54, brûle par heure :

$13^{gr},988$ carbone produisant 114,02 calories
$0^{gr},866$ hydrog. produisant 29,84 id.

143,86

$$\text{D'où } \frac{143^{cal},86}{47^k,5} = 3,02 \text{ calories, au lieu de } 2^c29$$

D'autre part (M. Barral), un homme de 29 ans, du poids de $47^k,5$, la température étant à 20°,8, brûle par heure :

$10^{gr},095$ carbone produisant 81,567 calories
$0^{gr},607$ hydrog. produisant 20,918 id.

102,485

$$\text{D'où } \frac{102^c,485}{47^k,5} = 2,36 \text{ pour équivalent calorifique du kilogramme.}$$

Repos. Sauf quelques écarts, on voit que l'équivalent calorifique du kilogramme pour Hirn est d'à peu près 2,30, qui est également le chiffre qui ressort des expériences de Lavoisier et de M. Barral pour la température de 15° à 20°. Mais si nous plaçons en regard de ce résultat 3,02 obtenu par M. Barral à 0°, on trouve ici la confirmation du fait que les combustions deviennent plus actives avec l'abaissement de la température.

M. Hirn opérait à une époque de froids rigoureux, donc le chiffre $2^{cal},30$ est trop faible. Il n'y aurait donc de sensiblement exact que $3^{cal},08$, appartenant à l'exp. 12.

Ainsi M. Hirn, après avoir admis un chiffre trop élevé de calories totales, n'en arrive pas moins à des valeurs conformes à celles qui ont été trouvées par d'autres observateurs. Tout le mérite doit en revenir à un hasard favorable de calcul.

Mouvement. L'expérience de Lavoisier nous fournit l'exemple de 331 calories pour 102^{gr},31 d'oxygène consommé et un poids de 60 kilogrammes (?). De là le chiffre approximatif de 5,5 pour équivalent calorifique du kilogramme. Travail accompli = 53874$^{k.m}$,4.

5,5 est hypothétique, puisqu'il suppose que la chaleur ne se transforme point en mouvement. Comparons ce chiffre avec ceux de M. Hirn.

Le tableau E, dont j'ai extrait l'aperçu qui précède, nous fait voir que dans l'exp. 4, pendant le travail, 6 calories par heure et par kilogramme se transforment en mouvement, soit 373^{cal},02 pour 62^{k},17. Or chaque calorie correspondant à 425 kilogrammètres, nous en concluons que les 373^{cal},02 disparues équivalent à 158327$^{k.m}$,30. Le travail indiqué n'a cependant pas été supérieur à 23257 kilogrammètres. Donc ou il n'y a pas eu 373^{cal},02 perdues, ou 425 kilogrammètres n'est point l'équivalent mécanique de la chaleur en physiologie.

Prenons maintenant les calories effectives ou totales. On doit s'attendre à voir baisser l'équivalent calorifique du kilogramme dans la mesure du travail accompli. Cela est vrai de 3,9 (exp. 4, travail = 23257 kilogrammètres), relativement à 4,5; 4,8; 4,9 (exp. 5=20,750 kilogrammètres; 6 = 22208 kilogrammètres; 7 = 21700 kilogrammètres; 8 = 22217 kilogrammètres; 13 = 17539 kilogrammètres, mais ne l'est plus quand il s'agit de 3,8 (exp. 10 = 34532 kilogrammètres), et de 4,19 (exp. 11 = 34260 kilogrammètres). En effet, si l'équivalent baisse à 3^{c},9 pour un travail de 23257 kilogrammètres, il doit être notablement inférieur pour 34532 kilogrammètres et 34,260 kilogrammètres. Or dans le premier cas il est de 3,8; dans le deuxième il est de 4,19, c'est-à-dire qu'au lieu de diminuer, ou il demeure le même, ou il augmente d'une manière marquée. De plus, autre contradiction, les exp. 10 et 11 nous font voir une différence de 0^{cal},3 par kilogr.; ce qui équivaut, pour un poids de 84 kilogrammes, à 25^{cal},2. Or 25^{c},2 représentent 10710 kilogrammètres, tandis qu'il y a seulement une différence de 272 kilogrammètres entre les deux expériences.

Il faut également reconnaître que si l'équivalent calorifique de l'oxygène baisse pendant le travail, il est de toute rigueur qu'il en soit de même pour l'équivalent calorifique du kilogramme. On peut donc se demander pourquoi ce dernier n'est pas d'emblée inférieur à 2,3, puisque le premier devient immédiatement très-inférieur à 5,2.

La logique de la situation nous conduirait à des chiffres très-inférieurs à 2,3 pour équivalent du kilogramme, lorsqu'il y a un travail considérable accompli. Mais, grâce au ciel, les grandes inconséquences ont toujours été le port de salut des témérités de la pensée.

Toutes les contradictions que je crois avoir démontrées dans l'œuvre de M. Hirn, en trahissent la tache originelle : d'une part une détermination imparfaite de la quantité d'oxygène; d'autre part, et surtout, une détermination essentiellement fautive du chiffre des calories. Telles sont les expériences devenues si fameuses et qui ont servi de point de départ à une doctrine vraie peut-être, mais qui doit se mettre à la recherche d'une paternité de meilleur aloi. Le travail de M. Hirn ne prouve rien, absolument rien. Je ne saurais déduire une autre conclusion de cette étude critique conduite, je crois pouvoir m'en rendre témoignage, avec conscience et sérieux.

TROISIÈME PARTIE.

EXPÉRIENCES DE M. BÉCLARD, HEIDENHEIN ET DIVERS.

Commençons par M. Béclard. Cet auteur, qui me paraît avoir emprunté à M. Hirn l'idée première de ses expériences (1), a fait paraître, en 1861, un mémoire très-important que j'ai eu l'honneur d'analyser et de discuter dans les colonnes de la GAZETTE MÉDICALE (2). Je vais rapporter sommairement les faits et les conclusions de ce mémoire.

Deux formes de contraction musculaire : statique et dynamique, la première sans et la seconde avec mouvement extérieur.

Les expériences se font avec un poids tenu dans la main et que l'on supporte soit d'une manière permanente, soit d'une manière intermittente. Tantôt on procède par la contraction statique, tantôt par la contraction dynamique. De là trois séries dans lesquelles la comparaison a lieu avec l'épreuve statique demeurant constante.

PREMIÈRE SÉRIE. *Montée* du poids. La contraction statique détermine dans la région antibracchiale une chaleur plus élevée que la

(1) Voir les *Recherches*, etc., p. 105, § XI.
(2) Octobre 1865.

contraction dynamique. Ici une partie de la chaleur (0°,18 en moyenne) est devenue du mouvement.

DEUXIÈME SÉRIE. *Montée et descente alternatives* du poids. Dans ce cas, même température pour les deux ordres de contraction. La chaleur perdue, pendant l'ascension, est restituée à la descente.

TROISIÈME SÉRIE. *Descente* du poids. Le travail négatif consiste, non dans une destruction du travail positif, mais dans une conversion de celui-ci en chaleur. De là un excès de calorique pour l'épreuve dynamique. (Le détail des expériences n'a pas été publié.)

J'ai repris ces expériences diverses et suis arrivé à des conclusions absolument contraires, mais dont il ne sera tenu compte que le jour où quelque Allemand d'importance viendra réfuter, avec les preuves à l'appui, le travail de M. Béclard. En attendant la venue de cette lointaine époque, je me permettrai un petit nombre de nouvelles observations critiques, que je ferai précéder d'une citation de M. Hirn :

« Les expériences de M. Béclard prouvent que quand nous soulevons un poids par la flexion des diverses articulations d'un de nos bras par exemple, la température *s'abaisse* dans tous les muscles qui, par leur contraction, opèrent cette flexion et fournissent ce travail externe ; que les mêmes muscles, au contraire, *s'échauffent*, lorsque nous laissons lentement le poids ramener le bras à sa position première ; que ces muscles ne changent pas de température lorsque le bras se meut horizontalement et sans soutenir de poids, c'est-à-dire lorsqu'il n'y a de travail externe ni produit ni dépensé. Il y a ici une analogie complète, au point de vue calorifique, avec ce qui se passe lorsqu'on allonge une lanière de caoutchouc, à l'aide d'un effort externe, ou lorsqu'on la laisse se raccourcir lentement en surmontant cet effort externe. Dans le premier cas, il y a dépense de travail externe ; dans le second cas, il y a production de travail externe ; si on lâche subitement la lanière de caoutchouc sans lui faire surmonter de résistance externe, il n'y a ni dépense ni production de travail externe. La théorie mécanique nous dit que la lanière doit s'échauffer dans le premier cas, se refroidir dans le second cas et rester à la même température dans le troisième cas : et c'est en effet ce qui a lieu (1). »

(1) Quiconque est au courant de la question s'étonnera de voir M. Hirn rapporter d'une manière aussi inexacte les expériences de M. Béclard. Cet auteur n'a nullement dit, dans le mémoire objet de cette critique, que les muscles ne changent pas de température lorsque

Le raccourcissement dans ces deux conditions générales (caoutchouc, substance musculaire) est dû à des causes parfaitement distinctes, savoir l'élasticité et la contraction, mais ce n'est ni l'une ni l'autre qui sont la raison d'être des modifications qui surviennent dans la température. Tout se résume ici en travail produit ou dépensé.

le bras se meut horizontalement et sans soutenir de poids. Est-ce ainsi que M. Hirn comprend l'épreuve statique? Est-ce là l'épreuve qu'il croit mise en regard des expériences de descente et de montée? D'autre part, si les muscles biceps et bracchial antérieur ne s'échauffent point lorsque le bras est mû horizontalement et sans soutenir de poids, c'est parce que ces muscles sont relâchés pendant le mouvement dont il s'agit. En est-il de même du deltoïde qui supporte tout le poids de la main, du bras et de l'avant-bras? Certainement non, ce muscle se contracte et produit de la chaleur bien qu'il n'y ait là, pour M. Hirn, ni travail positif ni travail négatif. La contraction musculaire, indépendamment de tout travail dépensé, est donc une cause d'élévation de température que nous voyons ici parfaitement passer sous silence.

De plus l'analogie ne saurait être complète, au point de vue calorifique, entre un muscle et une lanière en caoutchouc qui, soit dans son élongation, soit dans sa contraction, n'entre en jeu que par son élasticité, de telle sorte que, lorsqu'on l'allonge, on ne peut admettre de chaleur due à une cause différente qui est, pour le muscle, la persistance de la contraction, persistance évidente pour quiconque a fait un usage tant soit peu raisonné de ses muscles et pour laquelle, d'ailleurs, je puis invoquer le témoignage de M. Béclard lui-même. Ainsi, en admettant que l'élasticité du muscle est partiellement surmontée par le poids et que de là résulte une cause de chaleur, il y en a une autre qu'on ne peut absolument pas négliger, laquelle est due à la persistance de la contraction musculaire. Donc, à égalité de travail externe détruit, le muscle doit être plus chaud qu'une lanière de caoutchouc.

De même en est-il lorsque la lanière se rétracte, avec travail produit, et que le muscle se contracte dans les mêmes conditions, le refroidissement dans la lanière est absolu et dans le muscle il n'est que relatif (si tant est qu'il existe), puisque la température s'y élève manifestement. Enfin lorsque la lanière se rétracte brusquement et sans surmonter de résistance externe, il nous est impossible de comparer cet état particulier avec une contraction quelconque du muscle, pas même avec le mouvement horizontal de M. Hirn qui oublie que le bras est plus lourd que l'air et ne peut être maintenu horizontalement qu'à l'aide d'une contraction, laquelle produit du calorique.

Or, à moins de nier la contraction et de la réduire à la seule élasticité, il y a ici un élément tout autre et spécial au plus haut titre. Cet élément spécial en exercice provoque un jeu plus énergique des affinités : de là combustion plus active et chaleur augmentée. M. Béclard reconnaît d'ailleurs l'existence de la contraction lorsqu'il dit : « La descente du même poids qui n'est pas libre, soutenue qu'elle est par le muscle contracté (1). » Il ne s'agit donc pas ici, comme pour le caoutchouc, seulement du travail produit ou dépensé. La question est complexe, et il nous reste à étudier la part que M. Béclard a accordée à la contraction musculaire, en tant que cause déterminante d'effets calorifiques.

Cette part est très-réelle, preuve en soit que dans la première série d'épreuves le refroidissement n'est que relatif (état dynamique) ; que dans la deuxième il y a un échauffement absolu des masses musculaires (état statique et dynamique) ; que dans la troisième l'abaissement de température n'est que relatif (état statique).

Mais nous ne saurions nous en tenir là dans notre examen ; il faut aller plus loin et nous rendre compte des prémisses mêmes qui paraissent être la source originelle des expériences de M. Béclard, et donner la clef des résultats qu'il annonce.

Cet éminent physiologiste s'est évidemment préoccupé beaucoup du travail positif et du travail négatif ; mais il n'a pas, à mon avis, rendu complète justice à l'autre élément de la question, savoir la contraction musculaire. Il me paraît manifeste que, pour la première série (*montée*), il a supposé cette contraction identique dans la montée du poids et à l'état d'équilibre. Il interprète en effet la différence moyenne de 0°,18 par la transformation de la chaleur en travail externe. D'où :

Chaleur + Mouvement (état dynamique) = chaleur (état statique).

Mais est-il bien certain que la contraction (et partant la chaleur due à la contraction) soit la même par cela seul que le poids supporté ne varie point? La contraction ne doit-elle point varier incessamment avec la position des leviers osseux? La situation de ces leviers change à chaque instant, donc il en est de même de la contraction et par suite de la chaleur produite (2).

(1) ARCH. GÉN. DE MÉD., 1861, t. I, p. 176.

(2) A ceci on pourrait objecter que pendant les 8 premiers centimètres

Pour la troisième série (*descente*) on nous dit que la chaleur est plus forte, puisqu'à la contraction (élément commun) s'ajoute le travail négatif. La conclusion est parfaitement légitime s'il est admis, au préalable, que les contractions dynamique et d'équilibre soient égales entre elles. Mais si elles sont inégales, il n'est plus évident que la chaleur soit plus forte à la descente; car on a la conscience très-nette de n'employer qu'un effort beaucoup plus faible et la chaleur qui en résulte, plus celle qui serait due au travail négatif, pourraient fort bien ne donner qu'un chiffre inférieur au calorique produit par la contraction statique.

Pour la deuxième série (*descente et montée alternatives*), si l'on élimine le mouvement de l'ascension et les calories correspondantes de la descente, on ne peut arriver à l'identité de la chaleur, dans les épreuves dynamiques et statiques correspondantes, qu'en admettant la parfaite égalité de la contraction à la montée et à la descente. La chaleur perdue d'abord étant restituée ensuite, il ne nous reste plus que l'élément contraction musculaire qui ne saurait faiblir à aucun des moments de son exercice, sous peine de ne plus produire la même quantité de chaleur que l'épreuve statique. Donc si le calorique est le même dans les deux cas, c'est que la contraction musculaire est demeurée identique à elle-même, dans la double condition statique et dynamique.

On ne saurait donc arriver au résultat qu'énonce M. Béclard qu'en admettant un fait complétement erronée, savoir l'égalité de la contraction à la descente et à la montée.

D'où l'on voit qu'une hypothèse, non justifiée, sur une identité prétendue de la contraction sous ses formes diverses est, en dehors de toute considération empirique, le principe qui a dirigé M. Béclard dans ses recherches. Supprimez ce principe, et les expériences des deux premières séries n'ont plus aucun caractère de preuves en faveur de la thèse.

En effet, pour la première série, si, en vertu du jeu des leviers os-

(jusqu'au niveau de la situation d'équilibre) la contraction est plus forte que pour l'épreuve dynamique, mais qu'elle devient plus faible que cette dernière dans les 8 derniers centimètres. Alors on suppose que l'excès doit compenser la différence en moins, et on émet encore une assertion dénuée de preuves. La différence en moins pourrait fort bien, en vertu du jeu des leviers, n'être nullement en rapport avec l'excès.

seux, la contraction est plus faible à la montée que dans l'épreuve statique correspondante, il est naturel que la chaleur soit moindre. Pas ne serait besoin d'invoquer ici une transformation du calorique en travail utile.

Dans la deuxième série, la contraction pourrait être beaucoup plus forte à la montée, beaucoup plus faible à la descente, et la moyenne se rapprocher de l'état statique sans l'intervention d'aucune métamorphose du mouvement moléculaire en mouvement de masse et *vice versâ* (1).

La troisième série seule serait probante et d'autant plus que la contraction serait plus faible. C'était bien le moment, ou jamais, de donner le détail des expériences.

J'ai fait moi-même quelques recherches sur ce sujet, et j'en rappelle les résultats :

Première série. — A la montée 0°,8 à 0°,9. — Dans l'état d'équilibre 0°,4 à 0°,5.

Deuxième série. — État statique = 0°,75. État dynamique 1°,75 (2).

Troisième série. — État statique = 0°,4 à 0°,5. État dynamique 0°,3 à 0°,4.

C'est, comme on le voit précisément, l'inverse des résultats obtenus par M. Béclard. Je puis citer à ce dernier auteur, comme donnant des résultats très-nets, les expériences de la deuxième série, lorsqu'on éloigne sensiblement les limites extrêmes d'ascension et de descente. Je les ai portées de 0m,16 à 0m,56, et, dans ces conditions, il me paraît impossible que tout physiologiste qui voudra bien voir les choses *par lui-même* n'arrive point aux mêmes conclusions.

M. Heidenhain (de Breslau) a fait des expériences très-curieuses et fort intéressantes relativement à la question de la transformation de la chaleur en mouvement. Un gastrocnémien de grenouille supportant

(1) L'objection à la deuxième série contredit celle que j'ai dirigée contre la première série; mais l'une des deux pourrait être bonne sans que je prétende indiquer laquelle. Il me suffit de montrer l'incertitude qui s'attache à de semblable données.

(2) J'étais arrivé, sur ce point, au même chiffre que M. Béclard. Soupçonnant quelque cause d'erreur, je fis varier les conditions de l'expérience, et alors les chiffres tinrent un tout autre langage. (Voir GAZETTE MÉDICALE, année 1866, p. 643. Appendice à la *Contraction musculaire dans ses rapports avec la circulation sanguine*).

un poids additionnel, et en rapport avec un appareil thermo-électrique, est soumis par le nerf ischiatique à des décharges électriques. d'où contraction musculaire.

Je ne connais malheureusement les recherches de M. Heidenhain que par une analyse dont je vais extraire les propositions suivantes : « Le muscle émet de la chaleur à chaque contraction; lorsque la fatigue du muscle arrive, l'émission de chaleur diminue plus rapidement que le travail utile. En augmentant le poids que soulève le muscle, la production de chaleur augmente jusqu'à un certain point, puis diminue; le travail augmente un peu plus longtemps et redescend aussi. La quantité de force vive émise par le muscle augmente avec sa tension, jusqu'à une certaine limite, pour redescendre ensuite. Les excitations nerveuses supposées égales, le muscle développe plus de chaleur lorsqu'il se contracte que lorsqu'il est empêché de se mouvoir, pourvu que le poids ne dépasse pas des limites trop élevées (1). »

D'après M. Marc Dufour (2), dans les expériences de Heidenhain le travail diminue, absolument parlant, pendant que le muscle se fatigue; mais il diminue d'une manière moins rapide que la force vive totale émise par la contraction. Quant à la chaleur, elle descend dans une proportion beaucoup plus forte. D'autre part, plus le muscle se fatigue, plus le travail mécanique comprend une grande fraction de sa force vive, et, à en juger par les résultats, il arrive un moment où le travail est 1 et la chaleur 0. Puis si l'on continue, la proportion de travail devient plus grande que 1, c'est-à-dire plus grande que la force vive émise par la contraction, tandis que la chaleur devient négative.

En faisant varier le poids qui charge le muscle, on constate « que lorsque 10 grammes chargent le muscle, le travail est 0,18 de la force vive émise par la contraction; cette proportion s'élève à mesure que le poids augmente, et à 300 grammes il est de 1,08; c'est-à-dire que non-seulement toute la force vive est émise en travail, mais qu'il y a probablement en outre une petite quantité de la chaleur préexistante qui passe directement à l'état de travail mécanique. A mesure que le

(1) Marc Dufour, *Dissertation inaugurale*, Zurich, 1865. L'expérience énoncée dans cette dernière phrase rappellerait-elle la contraction statique de M. Béclard ?

(2) *Ibid.*

poids diminue, la proportion de travail redescend, celle de la chaleur monte, et cela à peu près dans le même ordre que le mouvement inverse au début de l'expérience... La part qui revient au travail monte rapidement quand le poids augmente, et la chaleur diminue dans la même proportion ; lorsque la série des poids change de direction, les éléments travail et chaleur suivent aussi une marche inverse (1). »

Il serait déplacé de vouloir faire une critique sérieuse d'un travail connu seulement par ouï-dire. Les égards qu'il faut toujours avoir pour la pensée d'autrui, lors même qu'elle vous paraît contraire à la vérité, m'imposent ici la plus grande réserve. Je le répète, je n'ai point lu le travail de Heïdenhain et je n'en connais qu'une interprétation exacte sans doute, d'une manière générale, fautive peut-être en quelques points. Ce n'est donc pas sans appréhension que je me risque à dire mon sentiment.

Il me semble, *à priori*, que ces expériences ont le tort d'être faites dans des conditions qui ne sont pas absolument identiques avec celles des êtres vivants. Les analogies que l'on peut invoquer ne suppriment pas les différences, de telle sorte qu'il n'est pas rigoureusement démontré que l'on puisse conclure de l'expérimentation pratiquée sur un gastrocnémien, isolé et électrisé, à ce qui a lieu dans l'état biologique.

C'est ainsi qu'on pourrait prétendre que le fluide nerveux n'est qu'un mode spécial de l'électricité, que l'oxygène emprunté au milieu ambiant par le muscle expérimenté équivaut à l'oxygène qu'apporte, dans l'état de vie, le courant sanguin. Des preuves de ce genre ont besoin elles-mêmes d'une démonstration. Laissant de côté l'influx nerveux, question très-problématique, je me permettrai de faire observer que si, dans l'espèce, la chaleur diminue par la fatigue du muscle, il n'est pas évident que dans l'ordre biologique une fatigue proportionnelle fasse diminuer aussi les actions chimiques, et partant la chaleur qui en résulte. Une fatigue générale excessive peut provoquer, sans doute, un abaissement de température, mais le fait ne trouverait-il point une explication toute légitime dans la perturbation du système nerveux, dont l'action directrice sur la chaleur animale ne peut souffrir aucune contestation ?

Examinant le détail des faits invoqués, nous constatons que, dans de certaines limites, la chaleur augmente avec le travail accompli,

(1) *Ibid.*

mais non d'une manière proportionnelle. On y reconnaît de plus que le travail diminuant, la chaleur diminue dans des termes fort analogues à ceux de son accroissement. La théorie mécanique trouve-t-elle son compte à ces résultats (1)? De plus, lorsque le muscle est fatigué, on se voit en présence d'une sorte de survivance du travail extérieur, relativement à la chaleur de contraction : « Dans les degrés avancés de fatigue, l'élévation de température n'est plus sensible à mes intruments, tandis que le travail présente encore des valeurs *nullement très-faibles* (2). » On ne peut expliquer une pareille anomalie que par l'hypothèse qu'une partie de la chaleur, existant déjà dans le muscle, se transforme en travail par la contraction (3).

M. Marc Dufour fait une remarque très-importante lorsqu'il établit que Heidenhain n'a jamais observé la température de sa pile pendant la contraction du muscle. Pendant cette contraction le muscle élève un poids, accomplit un travail positif et perd de sa chaleur en quantité proportionnelle. De même, d'après la théorie, lorsque le muscle s'allonge et que le poids redescend, le travail positif se transforme en calorique, et la chaleur de l'ensemble revient à ce que l'on peut considérer comme le point de départ, c'est-à-dire à la chaleur de contraction, indépendamment de tout effet mécanique. C'est l'état d'équilibre de M. Béclard.

La théorie mécanique de la chaleur implique la restitution intégrale du calorique disparu pendant l'ascension du poids. Cette restitution a-t-elle eu lieu dans les expériences de Heidenhain, où l'on voit la température du muscle baisser d'une manière progressive?

Dans la température du muscle, après la descente du poids, nous avons à tenir compte de c, chaleur due à la contraction, et de c', chaleur due à la restitution du travail t; c' étant contenu dans c dont il provient. Par le fait de la fatigue musculaire, c diminue, de même t et de même c'. Il pourrait donc arriver un moment où l'on n'aurait

(1) Dans les expériences de Heidenhain, il faut faire, me semble-t-il, deux parts; d'un côté des expériences avec travail plus ou moins considérable, mais où l'on n'arrive point complétement à la fatigue du muscle ; de l'autre des expériences où cette fatigue est cherchée. C'est dans ce dernier cas que la chaleur baisse dans une très-forte proportion, relativement au travail.

(2) Citat. de Heidenhain, par Marc Dufour.

(3) Hypothèse de Marc Dufour.

plus que c', si l'organe dépensait en travail mécanique toute la somme de force qu'il fait passer de l'état de force de tension à l'état de force vive. De c il ne resterait plus rien que c'. Or d'après le passage de Heidenhain que je viens de citer, il semblerait qu'avec t très-appréciable c' disparaît, ce qui est contraire à l'hypothèse.

La contraction produit de la chaleur, et celle-ci se transforme partiellement d'abord en effets mécaniques, et, semble-t-il, plus tard en totalité. Les actions chimiques auront diminué, sans doute, mais sans disparaitre puisque la contraction persiste et qu'elle n'a d'autre raison d'être elle-même que les actions chimiques (toujours d'après l'hypothèse). Il y a donc une cause probable de diminution de température, mais cette diminution a une limite infranchissable dans la chaleur restituée au moment de la descente, tout autant, cela va de soi, que la montée du poids persiste. Nous nous trouvons, par conséquent, au point de vue de la théorie mécanique de la chaleur dans les mêmes conditions générales où s'est placé M. Béclard pour sa deuxième série. D'après cet auteur, en effet, il y a restitution intégrale, à la descente, du calorique disparu à la montée. J'ajoute que lorsqu'on a tenu, à l'extrémité du bras, un poids de 5 à 6 kilog. pendant cinq minutes, on est parfaitement fatigué dès la troisième minute (1). Cette fatigue a sans doute quelque analogie avec celle que déterminent les décharges électriques.

De la remarque de M. Dufour, j'en rapprocherai une autre, non à titre de critique, mais comme expression d'un simple regret. Ce n'est pas seulement par le repos qu'il est possible de faire renaître la contractilité musculaire lorsque le nerf a été fatigué par les excitations électriques. Il suffit de changer la direction du courant pour produire le phénomène des alternatives dites voltaïques. De plus, on peut également rendre la faculté contractile à des muscles traversés, pendant un certain temps, par un courant d'une intensité donnée, en ayant recours à l'emploi d'un courant plus énergique. Que deviennent alors les actions chimiques et la chaleur qu'elles déterminent? La chaleur disparue se reproduit-elle encore, pour disparaître plus tard, et renaître, une fois de plus, sous l'influence d'un courant plus énergique ou de sens contraire? Il y a là toute une série qu'il eût été, ce me semble, très-intéressant de suivre. On y au-

(1) A moins de posséder toutefois des aptitudes musculaires d'une puissance tout à fait hors ligne.

rait trouvé de nouvelles lumières sur la question demeurée, jusqu'à ce jour, à l'état d'imparfaite ébauche.

Revenant aux expériences de M. Heidenhain, elles sont, à mon avis, parfaitement conciliables avec l'idée que les deux actes chaleur et contraction pourraient être parallèles, dans une certaine mesure, sans que la première fût, par cela même, la source propre des effets mécaniques déterminés par la seconde. Dans les expériences où la fatigue ne paraît point cherchée (je renvoie au dernier tableau de M. Dufour), la chaleur s'élève avec le travail jusqu'à une certaine limite (celle de fatigue sans doute), puis elle baisse, tandis que ce dernier s'élève encore. Diminue-t-on progressivement le poids à soulever, l'aptitude calorifique semble renaître, puisqu'on retrouve à peu près les mêmes émissions de chaleur (à poids égal) que dans l'épreuve contraire. Tandis que si les décharges électriques déterminent une fatigue croissante des muscles, elles y font disparaître les phénomènes de combinaison et diminuent, dans une proportion beaucoup plus faible, le travail extérieur. Si nous n'avons, dans les deux cas, qu'un simple parallélisme, on doit avoir une absorption d'oxygène beaucoup plus faible par un muscle fatigué qui exécute un travail déterminé, que lorsque ce même travail est exécuté par un organe doué de toute sa puissance contractile. Mais s'il y a réellement un rapport de cause à effet entre les deux phénomènes, malgré l'absence de chaleur émise, l'action chimique devra être sensiblement la même, dans les deux épreuves comparatives (1).

D'autre part, en admettant ce rapport de cause à effet, tout le travail positif étant restitué à la descente, la chaleur de contraction du muscle fatigué (c' au lieu de c) ne devrait-elle point demeurer évidente (vu la très-grande sensibilité des instruments), lorsque la contraction est encore très-manifeste? Dans l'hypothèse contraire, l'électricité déterminerait, simultanément, l'inaptitude contractile et (sans doute comme conséquence) la diminution des actes chimiques. De là un abaissement inévitable dans la chaleur émise qui ne trouverait plus son équivalent mécanique dans le travail accompli, les faits, tout en demeurant solidaires, ne tirant point l'un de l'autre leur genèse réciproque.

On sait d'ailleurs qu'il y a une relation directe entre la coloration

(1) Il est probable que M. Heidenhain n'a pas abordé non plus cet ordre de recherches.

du sang veineux et l'état de contraction variable du système musculaire, qui se présente dans les trois conditions suivantes : le mouvement actif, la tonicité et la paralysie complète. La coloration du sang se modifie parce que les actions chimiques sont également modifiées par ces trois conditions. Les phénomènes de combinaison semblent liés, par conséquent, à l'acte mécanique *contraction musculaire* : celle-ci est le fait préalable et les combinaisons le fait consécutif. La fatigue diminuant l'aptitude contractile, la production de chaleur doit diminuer nécessairement aussi chez les êtres doués de vie. Mais l'aptitude contractile diminuée, pourrait bien n'agir que dans des limites restreintes, et il y aurait lieu, sans doute, à faire intervenir ici comme une perturbation nerveuse susceptible de diminuer l'énergie des actions chimiques. Quant à l'expérimentation *post mortem*, la première condition, seule, devrait être invoquée. De là résulterait, enfin, que les effets mécaniques propres au muscle, au lieu d'être postérieurs à la combinaison, se produisent les premiers et, par conséquent, n'en peuvent être la métamorphose.

Les expériences de Heidenhain ne sont donc pas aussi complétement démonstratives qu'il le semble à première vue. Si l'abaissement de température avait été constaté pendant la contraction du muscle avec élévation consécutive au moment de la descente du poids, alors dans les conditions spéciales où l'auteur s'est placé la question serait évidemment tranchée dans le sens voulu. Les réflexions qui précèdent ne me permettent point d'opter pour l'affirmative : là encore la métamorphose dynamique n'est rien moins que prouvée. Telle est, du moins, ma conclusion.

AUTEURS DIVERS.

Dans sa dissertation inaugurale, M. Marc Dufour, s'appuyant sur le principe absolu de la constance de la force, en conclut que le corps de l'animal, consommant un certain travail dans l'ascension, ce travail se restitue sous forme de chaleur à la descente. « La transformation ne se fait pas tout entière entre le pied et le sol, de sorte qu'une partie de la chaleur produite reste au sol à chaque point touché. Cette transformation a lieu plutôt dans tous les points du corps où un mouvement dû à la pesanteur fait place au repos, en particulier dans toutes les articulations (1). »

(1) *Op. cit.*

Je ne m'explique point le motif qui a pu porter M. Marc Dufour à dire que ces lignes ne s'appliquent rigoureusement qu'au cas où un corps humain tombe comme un corps inerte. Lorsque les muscles agissent à la descente, ajoute-t-il, le quadriceps fémoral s'allonge sous l'influence du poids du corps. Après l'extension arrive un raccourcissement qui n'est qu'une contraction passive due à l'effet de la pesanteur. Le double travail est donc négatif, et il est égal au poids du corps multiplié par la hauteur de la descente. Ce travail se manifeste sous forme de chaleur.

M. Marc Dufour donne ensuite les résultats de ses expériences de montée et de descente, expériences qu'il a faites en plaçant un thermomètre sous l'aisselle, et il annonce qu'il a constaté à la montée une descente brusque du thermomètre de 0°,2. Le tableau qu'il donne à l'appui montre effectivement que, sur deux épreuves d'ascension, les choses se sont ainsi passées une fois. L'autre épreuve nous montre que la température était immédiatement après la montée ce qu'elle était auparavant.

« A la descente, la chute momentanée n'existe pas comme au moment de la montée ; il n'y a pas non plus élévation de la température à l'instant même ; la chaleur mise en liberté par l'effet de la descente ne se manifeste que dans les quatre à cinq minutes qui suivent. Cette élévation consécutive à la descente se fait plus rapidement et va plus haut que celle qui suit la montée ; la température atteint son maximum au bout de quatre minutes environ, et ce maximum s'est trouvé être dans nos mesures, à l'aisselle, de 0°,07 à 0°,19 au-dessus de la plus haute température produite par la montée (1). » (Hauteur 17^{m},35, poids 69 kilog.)

M. le professeur Fick, montant une pente rapide avec le réservoir d'un thermomètre placé sous la langue et bien protégé contre l'extérieur, remarque un abaissement du mercure de 0°,1 à 0°,2.

Davy fit monter deux Turcs au sommet d'une haute colline. L'ascension se fit en vingt minutes et, au moment de l'arrivée, le pouls était à 102 pulsations, la température de la langue et des mains à 36°,6. A la descente, qui se fit rapidement aussi, il y avait 94 pulsations par minute, et la température de la langue et des mains était de 36°,9.

(1) *Ibid.*, p. 60.

D'après M. Thury (de Genève), un homme de taille moyenne (65 kilogr.) dépense une force de 7^{kil},2 par mètre, lorsqu'il marche sur un terrain parfaitement uni.

Nous sommes, par conséquent, en présence de trois ordres d'expérience : montée, descente, marche horizontale.

Marche horizontale. — Dans la locomotion horizontale, le centre de gravité du corps s'élevant et s'abaissant successivement de quantités égales, il y a successivement production et consommation de travail et, par suite, influence nulle sur la température du corps. Ces prémisses posées, comment conclure qu'il y a, pour un poids de 65 kilogrammes, une dépense de $7^{k.m}$,2 par mètre? D'après l'hypothèse, ce qui produit une dépense de force n'est point le fait de la contraction musculaire, mais bien celui de la montée. Or ici le sujet ne monte réellement point, puisqu'à chaque pas le centre de gravité s'élève et s'abaisse de quantités égales.

Partant des chiffres 65 kilogr. et 7^{km},2, on en a conclu qu'un homme de poids moyen perd une calorie tous les $\frac{425}{7} = 61$ mètres. Mais on ne saurait voir là qu'un artifice de calcul, puisque la chaleur perdue par l'ascension du centre de gravité est restituée intégralement par sa descente. Toutefois il y a deux autres raisons qui me paraissent établir dans la période d'activité une perte de chaleur plus élevée que chez l'homme en repos. La première, c'est que l'exercice augmente d'une manière extrêmement sensible la température des parties périphériques, et la seconde, c'est que la quantité d'air respiré, dans le même temps, passe du simple (repos) au double et au triple (marche). Telles sont les proportions que donne M. Edw. Smith (1).

Donc la perte en calories, dans la locomotion horizontale, est due à toute autre chose qu'à la conversion de la chaleur en travail mécanique, conversion qui, dans l'espèce, ne peut qu'annuler ses propres effets.

Montée et descente. Les expériences de MM. Fick et Dufour ne me paraissent nullement démonstratives, parce que plusieurs éléments de la question n'y figurent aucunement. Ces messieurs, pour donner un exemple, n'ont tenu nul compte de la respiration, comme source de refroidissement. Or il est certain que les mouvements respiratoires sont plus fréquents à la descente qu'au repos et à la montée qu'à la

(1) Edinburg medical Journal, January, 1859.

descente. A la montée il va deux ou trois fois plus d'air dans les poumons qu'au repos, et un thermomètre placé sous la langue pourrait bien être légèrement influencé par le courant d'air qui passe dans son voisinage. La diminution, chez M. Fick, n'a été que de 0°,1 à 0°,2. Quant à M. Dufour, dont l'expérience de montée n'a duré que deux minutes et quinze secondes, il lui faudrait démontrer, au préalable, que les phénomènes de combustion ont dû marcher de pair avec les causes de refroidissement (1). Nous voyons d'ailleurs que l'ascension terminée, le thermomètre a gagné 2 à 3 dixièmes de degré. Ce fait, que l'on constate aussi pour la descente, doit se retrouver également dans la locomotion horizontale. Dans la marche rapide, la course pratiquée sur un terrain horizontal, le maximum de la chaleur ne se produit qu'aux temps d'arrêt, lorsque deux à trois minutes se sont écoulées.

Ainsi que je l'ai dit précédemment, M. Marc Dufour trouve une chute brusque de 0°,2 dans l'échelle thermométrique pour 17 mètres de hauteur. D'où nous pouvons conclure un abaissement de 4°,70 pour 400 mètres et 47 degrés pour 4,000 mètres, c'est-à-dire la hauteur du mont Blanc. Le tout sans faire figurer le refroidissement dû à l'agitation de l'air et à l'altitude de la région.

Nous constatons aussi que le travail étant de 1,196 kilogrammètres, il y a eu par conséquent $\frac{1,196}{425} = 2^{cal},8$ consommées. Donc à la disparition de $2^{cal},8$ répond un abaissement de 0°,2 dans la température de l'aisselle. Donc pour un travail de 11,960 kilogrammètres (ascension de $173^{m},5$), il y aurait $20^{cal},8$ disparus et un abaissement de 2 degrés. Donc pour un travail de 119,600 kilogrammètres (ascension de 1,735 mètres), il y aurait 208 calories disparues et un abaissement de 20 degrés. Donc pour 260,000 kilogrammètres (ascension du mont Blanc), il y aurait à peu près 450 calories disparues et un abaissement de 40 et quelques degrés dans l'échelle thermométrique. Absolument parlant, $611^{cal},7$, tel est le chiffre que donne le rapport $\frac{260,000 \text{ kilogr.}}{425}$.

Je ferai observer enfin qu'après avoir constaté 0°,2 disparues à la

(1) Je veux dire par là que si l'ascension eût été plus longue, les phénomènes de combustion auraient pu être suffisamment caractérisés pour faire disparaître toute trace de refroidissement (l'ascension s'est faite à couvert, probablement.)

montée, par la conversion de $2^{cal},8$ en travail mécanique, M. Dufour pense que ces $2^{cal},8$ restituées élèveront la température du corps seulement de 0°,04. Cependant le gain, à la descente, devait être identique avec la perte à la montée (1).

J'ai répété les expériences de M. Dufour, et voici les résultats obtenus :

Température extérieure............	22°,50	Descente (dure 55″).
Température d'équilibre sous l'aisselle.	37°,35	
Hauteur, $15^m,12$. Poids, 72 kilogr.		

Immédiatement après la descente et dans les six minutes qui ont suivi, j'ai constaté 37°,2. Mais la température extérieure était plus faible en bas qu'en haut, 19 degrés au lieu de 22°,50. J'ai fait ensuite l'épreuve inverse :

Température extérieure............	19°,00	Montée (dure 1′10″).
Température d'équilibre sous l'aisselle.	37°,20	
Haut., $15^m,12$. Poids, 72 kil. Travail = $1,088^{km},64$		

A l'arrivée, 37°,2; deux minutes après, 37°,3; quatre minutes après, 37°,35.

Les autres expériences que je ne mentionne point donnent, avec des variantes légères, quant aux chiffres, les mêmes résultats généraux. La seule différence notable à mentionner, c'est la persistance, pendant quelques instants après la descente, du chiffre de la température au point de départ. Puis j'ai vu la colonne mercurielle s'abaisser de 1 à 2 dixièmes de degré.

Ces résultats sont beaucoup moins opposés qu'ils ne le semblent, au premier abord, à ceux de M. Marc Dufour et de l'illustre Davy. Il est fort probable que la température était moins élevée au sommet du Géant qu'à sa base, et M. Dufour a le soin de nous instruire que, pour lui, la température était plus faible au terme d'ascension qu'au point d'arrivée de la descente. Opérant fin de mai, vers le milieu de

(1) Il en est de même pour cette descente du mont Blanc, invoquée si volontiers, dans l'espèce. Prenant la différence moyenne de 0°,1 (entre les températures d'ascension et de descente) pour une hauteur de 17 mètres, on aurait 2°,35 pour 400 mètres et 23°,5 pour 4,000 mètres, soit le mont Blanc. Or le gain de 23°,5 est la moitié des 47 degrés perdus à la montée. Mais la différence est beaucoup plus forte entre 0°,2 et 0°,04. Il y a de l'incohérence dans tous ces calculs.

la journée, je me suis trouvé dans des conditions inverses qui me paraissent établir l'influence déterminante du milieu sur les modifications éprouvées par la chaleur animale dans les expériences de montée et de descente (1).

Pendant un exercice plus prolongé, j'aurais obtenu sans doute la preuve de l'action que produisent les combustions sur la température (2); mais on sait que cette part est très-faible sur les parties centrales et est surtout caractérisée pour les organes périphériques. L'excès obtenu sur ce chiffre normal 37° disparaît, grâce aux causes variées de refroidissement, parmi lesquelles on doit surtout compter l'altitude, l'agitation de l'air et la fréquence exagérée des mouvements respiratoires (3).

Les expériences de Davy, Thury, Fick, Marc Dufour ne sont nullement probantes, et la question des métamorphoses dynamiques, dans l'ordre vital, n'en reçoit aucune lumière. Je pense même que renouvelées et poursuivies, en tenant un compte scrupuleux de tous les éléments qui s'y rapportent, on pourrait fort bien arriver à des conclusions négatives. Elles sont d'ailleurs d'une reproduction facile.

CONCLUSION.

Je viens de passer en revue les principaux arguments sur lesquels on se fonde pour importer, en biologie, cette métamorphose dynamique dont la découverte demeurera, au point de vue de la physique proprement dite, le plus merveilleux fleuron de la couronne scien-

(1) Je montais d'un rez-de-chaussée, à l'abri de l'action du soleil, à un quatrième placé sous les toits.

(2) Cette preuve se trouve dans les expériences de M. Dufour. On y voit la température s'élever pendant quelques minutes après l'ascension et après la descente. L'opposition n'est sans doute qu'apparente et pourrait bien être liée au plus ou moins d'habitude des exercices musculaires.

(3) D'après Ed. Smith, la quantité d'air respiré dans le même temps :

Couché = 1	Marchant	(1 mille à l'heure)	1,90
		(2 milles à l'heure)	3
Assis = 1,18	Descendant	$\left(\frac{2}{3}\right.$ mille à l'heure$\left.\right)$	3,43
Debout = 1,26	Montant	$\left(\frac{2}{3}\right.$ mille à l'heure$\left.\right)$	4,40

tifique du dix-neuvième siècle. Une induction hardie, une hypothèse d'une incontestable grandeur dans les termes nouveaux où elle s'affirme, veut ramener l'unité par les voies rigoureuses de la science, au sein de cette infinie variété phénoménale où se joue et s'épanche, sans cesse, l'intarissable fécondité de la nature. Tel est l'objectif immense que poursuivent beaucoup d'intelligences de premier ordre, reflétant ainsi, et à leur insu peut-être, l'une des préoccupations métaphysiques les plus intimes de la pensée réfléchie (1).

Cette induction est-elle légitime? Cette hypothèse trouve-t-elle, dans l'expérience, la triomphante confirmation si hautement proclamée? Je viens de placer sous les yeux du lecteur les principales pièces du grand procès qui se plaide au tribunal de la physiologie contemporaine, laissant à chacun l'honneur et la responsabilité de son arrêt.

(1) Il existe ainsi, sous le ciel étouffant du positivisme, beaucoup de métaphysiciens sans le savoir. Mais qu'ils le veuillent ou non, leur métaphysique en est bien une. En effet Dieu, l'âme humaine; les questions de cause, d'origine et de fin; la morale individuelle comme la morale sociale, c'est-à-dire tous les grands problèmes poursuivis par les métaphysiciens de tous les temps, trouvent une solution immédiate et facile à la lumière éclatante du dogme nouveau.

DE L'UNITÉ

DES

PHÉNOMÈNES NATURELS.

L'Unité des phénomènes naturels est la plus grosse des questions à l'ordre du jour dans le domaine de la science proprement dite. Cette thèse, importante entre toutes, et par son admirable simplicité, et par les horizons sans limites dont elle laisse entrevoir les perspectives inattendues, a inspiré, depuis un certain nombre d'années, plusieurs publications de mérite inégal, mais dont quelques-unes, indépendamment de leur caractère synthétique large et puissant, offrent associé à la vigueur austère de la science le charme d'une exposition qui captive le lecteur et souvent le séduit. Je citerai plus particulièrement, comme exemples, les ouvrages de M. de Boucheporn et F. Saigey (1).

Mais avant d'insister davantage sur les mérites de ces auteurs et d'autres savants, dont l'esprit d'observation a illustré les travaux et assuré la gloire, au sein de la génération présente, je dois commencer par faire la part du lion en faveur de ce génie aux proportions colossales qui a concouru, pour la plus large part, à l'émancipation intellectuelle de notre âge.

(1) F. de Boucheporn. *Du principe général de la philosophie naturelle.* — E. Saigey. *La physique moderne.* — *Essai sur l'unité des phénomènes naturels.*

La grande figure de Descartes, après avoir dominé son époque, au double point de vue de la philosophie de l'esprit et de celle de la nature, disparut enfin, comme voilée d'un épais nuage qui firent naître, à l'envi, les merveilleux développements de l'hypothèse newtonienne. Puis le vent souffle dans des directions nouvelles, l'obscur rideau se déchire et la pensée contemporaine se laisse éclairer et conduire, encore, par quelques-unes de ces grandes idées qui ont fait, jadis, la fortune et le triomphe de la révolution cartésienne.

Voulant rendre à César ce qui lui appartient, je vais faire une rapide esquisse des principes qui ont guidé la pensée de Descartes dans sa philosophie de la nature. Conception grandiose et unique jusqu'à lui; car il fut le premier à ramener à une même raison d'être les causes de la formation est du mouvement des mondes :

La matière est passive et inerte.

Avant de devenir le siége de mouvements divers, la matière était solide et très dure, d'une continuité absolue, sans aucun vide; aussi l'étendue matérielle, et l'espace se confondent. La matière n'est point constituée d'atomes; elle est au contraire divisible à l'infini.

Dieu est la cause première et immatérielle du mouvement.

Les causes secondes du mouvement sont tous les êtres qui, doués d'une certaine force, peuvent, par leur action, imprimer des directions diverses à cette quantité de mouvement répandu dans l'univers. Le pouvoir des créatures se borne à diriger le mouvement sans y ajouter, ni y retrancher.

La quantité du mouvement dans l'univers y est invariable.

Le mouvement imprimé à la masse solide et résistante, a pour effet une dissociation de parties dont les chocs sans fin ont détaché une poussière d'une ténuité inimaginable, et qui va devenir l'unique dispensatrice du mouvement des astres, de la chaleur et de la lumière.

Les planètes pressées par la matière subtile qui les environne, tendent sans cesse vers le centre de leurs cieux (soleil, étoiles fixes).

Chaque planète est comprise dans un grand tourbillon et en tournant sur son axe, elle imprime ce mouvement à une partie de la matière qui l'entoure, et forme ainsi autour d'elle un petit tourbillon qui se meut dans le même sens que le grand tourbillon dont elle fait elle-même partie. Tout ce qui est à la portée du tourbillon est entraîné avec lui. Une petite planète de même densité, mais de moindre volume, sera entraînée par le tourbillon d'une plus grosse.

La terre n'a point de mouvement propre; mais elle est comme un vaisseau qu'emporteraient insensiblement le flux et le reflux de la mer.

La pesanteur n'est nullement inhérente à la matière d'un corps; mais elle consiste dans l'effort que font les parties très subtiles de la poussière céleste pour occuper sa place et le forcer à descendre.

Toutes les parties ténues de la poussière céleste tendent à s'éloigner du point central, par la force centrifuge du tourbillon, en suivant des lignes droites tirées du centre de la terre.

Si les eaux s'enfoncent sous les tropiques quand elles s'élèvent vers les pôles, c'est que la matière subtile du ciel les presse davantage sous les tropiques.

La lumière ne vient point du soleil. Elle est le résultat de la matière subtile que le soleil pousse et qui presse nos yeux. L'effort du centre à la circonférence occasionne dans notre œil un mouvement particulier qui produit dans notre âme la sensation de lumière.

La chaleur est un effet de la lumière : elle est produite par l'agitation des petites parties des corps, qui est excitée par l'action de la matière subtile. En agitant les nerfs, elle produit sur notre âme la sensation de chaleur (1).

(1) Après cette exposition, le doute n'est plus permis. Sauf une doctrine inverse, relativement aux atomes et à l'origine de l'Ether, la physique moderne est bien une expression sensiblement adéquate de la physique de Descartes, et l'équivalent mécanique de la chaleur

Je puis aborder maintenant l'analyse, à dessein incomplète, de l'ouvrage de M. Saigey :

La matière est inerte. Tous les mouvements qui s'y produisent sont des mouvements communiqués.

La matière actuelle est une association d'éther et de molécules. A l'origine il n'existait que des atomes d'éther, même dans tous les sens.[1] Dans ce milieu, il y a eu sans doute quelque dissemblance en certains points, et alors les atomes prépondérants sont devenus des centres de groupement. Tel est le germe de la matière pondérable. Celle-ci est constituée par des molécules dues à l'agrégation d'atomes éthérés. La chaleur qui fait passer un corps de l'état solide à l'éta liquide, puis à l'état gazeux, pourrait probablement le résoudre, à des températures très-élevées, en atomes d'éther.

Les atomes éthérés sont impénétrables et inertes. Rien ne distingue donc l'éther de la matière générale. Celle-ci reçoit la communication des mouvements éthérés.

Les molécules rudimentaires sont inégalement choquées dans des sens divers; le mouvement de translation et le mouvement de rotation leur sont naturels.

Toutes les forces de la nature se ramènent au même principe et se transforment l'une dans l'autre, suivant les lois de la mécanique.

lui-même n'en est qu'un développement légitime. On condamne sans doute hautement les tourbillons ; mais en y regardant de près, on sacrifie le mot et on conserve la chose. L'ouvrage de M. de Boucheporn justifie pleinement l'assertion que je viens d'émettre. Dans les couches d'éther de plus en plus denses, autour d'un corps en vibration, à mesure qu'on s'en éloigne, on retrouve, sous la plume de M. Saigey, l'une des conséquences tirées par Descartes de sa célèbre hypothèse.

[1] Quant à l'exposition de la philosophie de Descartes, je dois renvoyer tout particulièrement à l'ouvrage de Francisque Boullier : *Histoire et critique de la révolution Cartésienne.*

On entend par force ce qui fait qu'un mouvement donne lieu à un autre mouvement: la cause d'un mouvement, c'est un autre mouvement.

Ainsi la chaleur, la lumière, l'électricité, le magnétisme, la cohésion, la gravité, l'affinité chimique sont des propriétés qui se résolvent toutes dans l'idée de mouvement communiqué. L'atome et le mouvement, voilà l'univers.

Gravité. « Supposons qu'en un point du milieu éthéré il y ait une cause spéciale et permanente d'ébranlement; ce sera, par exemple, une molécule pesante, animée elle-même d'un mouvement vibratoire. L'ébranlement va se répandre dans la masse éthérée et, en raison de la nature du milieu, s'y propage dans tous les sens. Les atomes les plus rapprochés de la molécule pesante recevront des chocs violents, et leurs rangs s'éclairciront dans le voisinage du centre d'ébranlement. Comme résultat final, l'éther, se trouvera distribué autour de ce centre en couches concentriques dont les plus voisines de la molécule seront les moins denses et dont la densité croîtra d'une manière indéfinie à travers l'espace. (1)

« Supposons maintenant qu'une seconde molécule se trouve en un point quelconque de ce système. Elle rencontrera du côté de la première des couches d'éther moins denses que du côté opposé; choquée par l'éther dans tous les sens, elle recevra cependant moins de chocs du côté de la première molécule, et elle tendra par conséquent à s'en rapprocher.

« Ainsi apparaît la cause de la gravité.

Cohésion. La cohésion provient d'un mouvement relatif,

(1) Ici l'explication n'est plus la même que chez Descartes qui met en jeu la force centrifuge. Mais si la matière subtile fuit le centre de rotation suivant les lignes droites qui passent par ce centre, plus on se rapprochera de celui-ci, et moins la matière subtile aura de densité. Le fait me paraît identique, l'explication seule varie.

ce que nous détruisons par un mouvement (calorique) doit être un mouvement.

Les molécules sont animées d'un mouvement de rotation (hypothèse du père Secchi), et elles doivent entraîner avec elles une atmosphère d'atomes éthérés, effet qui n'a lieu qu'au voisinage immédiat de la molécule. Dans cet espace restreint les atomes participent directement au mouvement moléculaire.

« L'atmosphère d'atomes éthérés constitue la sphère d'action de chaque molécule. Tant que les atomes ne se touchent point, aucune action réciproque : c'est le cas des gaz. Si les molécules se rapprochent, et que les atmosphères viennent à glisser l'une sur l'autre (c'est le cas des liquides) l'action commence, action purement mécanique, due à la rencontre des atomes éthérés. Si enfin les atmosphères entrent plus profondément les unes dans les autres, les enveloppes éthérées qui se pénètrent se trouvent gênées dans leur marche, et agissent pour rendre respectivement parallèles, comme il arrive dans les solides, les rotations des atomes éthérés. »

Donc la force naît lorsque les atmosphères s'abordent.

Affinité. L'affinité agit pendant un temps, plus ou moins brusquement, pour troubler un équilibre ; les corps en présence se saturent l'un de l'autre ; puis un nouvel équilibre succède à cet effet. La même hypothèse suffit à l'explication du phénomène.

« Entre molécules homogènes toutes les atmosphères sont semblables, et il n'y a pas de raison déterminante pour que l'une modifie l'autre : la cohésion se produit dans ce cas. Si, au contraire les molécules d'espèce différente se trouvent en présence, il y a variété dans les atmosphères ; celles-ci peuvent se fondre l'une dans l'autre, et modifier par cet effet la position de leurs molécules respectives. »

Cause vitale. « Si la force a une activité propre, cette activité consiste à transformer, non à créer. »

D'après M. Hirn, dans le corps humain, la chaleur se transforme en travail, et le travail en chaleur. Chaque calorie s'y convertit en 425 kilogrammètres, et réciproquement.

M. Béclard a prouvé, dans ses recherches sur la contraction musculaire, que la chaleur due à l'action chimique est diminuée de toute celle qui se transforme en travail.

« La volonté ne crée par le travail. Elle ne peut être conçue que comme un agent spécial de transformation dans les mouvements infiniment petits. »

Avant d'aborder la critique de l'ouvrage dont j'ai extrait l'analyse précédente, il est nécessaire de déterminer d'une manière précise le terrain sur lequel je prétends me placer vis-à-vis de l'hypothèse grandiose des transformations dynamiques. J'accepte, sans hésiter, le point de départ fourni par l'équivalent mécanique de la chaleur, ne faisant nulle difficulté d'admettre que le mouvement de masse se transforme en mouvement moléculaire, dans le rapport de 425 kilogrammètres pour une calorie. La réciproque me paraît tout aussi évidente (1). Les transformations de l'électricité, de la lumière en chaleur et en effets mécaniques, et *vice versa*, seront sans doute un jour pleinement établies. Mais ma confiance devient moins robuste quand il s'agit de la cohésion, et surtout de l'affinité. Les arguments fournis au sujet de la gravitation universelle et des phénomènes moteurs chez les êtres vivants, n'ont pu d'aucune manière amener mon adhésion à la foi nouvelle. Je demeure, sur ce point, sceptique involontaire, les preuves données n'étant rien moins, à mes yeux, que démonstratives et sans réplique.

La question de la gravité nous transporte, je l'ai prouvé,

(1) 425 kilogrammes tombant de la hauteur d'un mètre produisent une quantité de chaleur suffisante pour faire passer 1 kilog. d'eau de 0° à 1°. De même une calorie (l'unité de chaleur nécessaire pour élever 1 kil. d'eau de 0° à 1°), peut élever 425 kil. à la hauteur d'un mètre, ou bien élever 1 kil. à 425 mètres. Tel est le travail qui répond à une calorie.

en plein cartésianisme; mais ce cartésianisme, de propos délibéré, demeure incomplet. Descartes, pour expliquer le mouvement au sein d'un univers absolument plein, eut recours à ce que Pascal appela *sa chiquenaude*. Il institua une cause motrice provoquant les tourbillons au sein de la matière dénuée de toute activitié propre. D'après M. Saigey, la matière est inerte essentiellement, et elle se meut sans cause motrice extérieure. La force n'y apparaît que comme un mouvement qui se transforme.

Nous avons vu de quelle manière hardie la question de la genèse de la matière sensible est abordée et résolue. Les molécules, étant dues à des associations d'atomes, il est rigoureusement nécessaire de placer dans l'éther lui-même un mouvement originel. D'où provient ce mouvement ? S'il provient de l'éther, celui-ci est alors animé de vibrations qui relèvent de sa nature propre. Il a donc une activité particulière; il n'est donc pas inerte. S'il provient de quelque autre cause, il serait bon de le dire, et dans la voie où nous sommes entrés, une nouvelle hypothèse ne serait vraiment pas *inutile* (1). Car les molécules n'ont pas toujours existé, et leurs mouvements leur ont été communiqués.

Ainsi l'inertie de l'éther implique l'inertie de la matière sensible. Or nous sommes en présence du mouvement.

Abordons maintenant la gravité. Nous la voyons expliquée par un corps doué de vibrations au sein d'un milieu éthéré provoquant le rapprochement d'un autre corps par un mécanisme développé précédemment. On a oublié de nous dire, sans doute parce que la chose va de soi, que le second système matériel est lui-même un centre d'ébranlement, ébranlement qui doit produire aussi, autour du nouveau centre, des couches éthérées de plus en plus denses.

(1) Cette voie serait sans doute hautement condamnée par le positivisme ; mais ce n'est pas à lui que nous avons affaire. Nous nous rendons sur un terrain qui pourrait bien être celui des causes premières, mais n'y sommes-nous pas invités ?

Au point d'interférence des deux ensembles d'ondulations, la densité va s'accroître encore, fait qui pourrait bien contrarier singulièrement l'attraction. Car il en résulterait que deux astres d'égal volume, de même densité et mûs de vitesses égales de rotation, n'auraient aucune influence l'un sur l'autre. D'autre part, une semblable interprétation des phénomènes ne devrait-elle point entraîner comme conséquence que l'attraction se produirait en raison directe, non de la masse, mais du volume ?

Indépendamment du fait qu'il y a ici un élément de la question totalement négligé, savoir le mouvement qui anime le second corps, il faut convenir que la moindre densité des couches éthérées au voisinage du premier, et la densité croissante de ces mêmes couches, à mesure qu'elles deviennent plus excentriques n'est rien moins que démontrée. M. de Boucheporn, qui donne pour cause première à l'attraction, la translation et la rotation, admet que, par l'afflux général de l'éther, toute la surface de l'astre est frappée d'un surcroît de pression. De plus, je tiens d'un ingénieur fort distingué (1) que lorsqu'un corps tourne dans un milieu fluide, les couches les plus denses sont précisément les plus voisines du corps, densité qui diminue d'une manière progressive à mesure que l'on s'éloigne de celui-ci. Ce résultat d'expériences faites avec beaucoup de soin et que confirment des recherches instituées en Allemagne, ne seraient-elles point applicables au cas particulier, parce que l'air atmosphérique et l'éther ne sont pas identiques ? Je le veux bien, mais en allant de l'air à l'éther je procède du connu à l'inconnu, tandis qu'en raisonnant en dehors de toute donnée expérimentale sur la matière pondérable, on sort des voies rigoureuses de la science.

On ne saurait vraiment trop admirer et regretter, à la fois, tout ce qu'il y a eu de travail obstiné, de génie mis en

(1) M. Ordinaire de Lacolonge, chef de bataillon en retraite, président de l'Académie de Bordeaux.

œuvre pour établir les deux thèses un peu contradictoires à mon sens de l'inertie de la matière et de l'autonomie de la nature (1). Et cependant il me semble qu'une expérience bien simple, savoir celle de Cavendish, est la négation radicale du principe qu'il s'agit d'établir. Prenez une sphère de plomb d'un volume relativement considérable, et, la maintenant immobile, placez dans son voisinage une petite sphère du même métal. La première attirera la seconde, et cependant il n'y a là ni translation, ni rotation qui exerce sur la petite sphère, soit aspiration, soit impulsion. (Aspiration et impulsion, double raison d'être de l'attraction pour M. de Bouchèporn.)

Est-ce à dire que toute l'argumentation si laborieusement et si ingénieusement élaborée par M. de Boucheporn tombe par cela même ? Je ne saurais me prononcer sur une question semblable; car il se pourrait bien (s'il était permis à un profane d'exprimer son sentiment sur d'aussi redoutables questions) qu'à l'attraction de la matière par elle-même vînt s'adjoindre un ensemble de phénomènes d'ordre purement mécanique (2).

« La matière, c'est tout ce qui attire » a dit, sauf erreur, M. Leverrier, fidèle interprète de la vraie pensée de Newton, qui, après quelques hésitations calculées peut être, a fini par admettre que cette force d'attraction est une, absolue, inhérente à la matière elle-même, par cela seul qu'elle est la

(1) On ne saurait, j'en conviens, reprocher une pareille contradiction à M. de Boucheporn qui croyait l'existence de Dieu nécessaire à l'interprétation de la nature. En quoi il faisait preuve évidemment de plus d'imagination que de science positive.

(2) Le très-remarquable ouvrage de M. de Boucheporn : *Du principe général de la philosophie naturelle* a paru en 1853. L'auteur n'y fait point usage de l'équivalent mécanique de la chaleur, argument alors mal connu, mais on ne peut plus favorable à sa thèse.

matière (1). Je me contente de conclure qu'elle est douée d'une activité propre, fait dont la mécanique ordinaire n'a nul besoin de tenir compte.

Nous pouvons aller plus loin dans le sens de l'autonomie des lois de la nature, tenant pour non avenue l'expérience de Cavendish, et supposant que toute force n'est rien autre qu'un phénomène moteur, transmis ou transformé. La gravité est due à un choc, une pression, une aspiration. Soit, en sommes-nous beaucoup plus avancés ? Comme le dit M. Saigey : « L'analyse mathématique ramène à deux forces les causes qui produisent le mouvement curviligne des astres ; une force initiale d'impulsion ou vitesse acquise tend à les diriger en ligne droite, tandisque la gravité en infléchit constamment le cours. » Si notre étude a pu s'attaquer à l'un des éléments du circuit qui décrivent les astres, et si nous avons pu trouver une explication plausible de ce mouvement curviligne, pourquoi nous arrêter en si beau chemin, et ne pas expliquer la force d'impulsion tout aussi *naturelle* que la force attractive par un choc, une pression ou une aspiration des atomes éthérés ? Dans l'impuissance radicale où doivent se trouver les partisans de l'unité des forces naturelles d'invoquer un mouvement préalable dont celui-ci ne serait qu'une transformation, il faut bien en revenir à l'hypothèse que Laplace déclarait inutile :

« Que Newton nous montre la main qui lança les planètes sur les tangentes de leurs orbites. »

Laplace, il est vrai, dans son hypothèse cosmogonique, s'est débarrassé de la force de projection avec la force centrifuge (2). Mais celle-ci ne peut dériver que de la rotation,

(1) L'attraction en raison directe de la masse ne peut avoir un autre sens.

(2) Laplace n'a point tenu compte du mouvement de translation dont est animé le soleil et qui joue le rôle primordial dans le système de M. de Boucheporn. La matière supposée inerte, la translation devient tout aussi incompréhensible que la rotation sans une

et si la matière est inerte, le mouvement de rotation ne saurait lui être naturel. Placez-vous les phénomènes moteurs primitifs dans l'éther, comme le fait M. Saigey qui en déduit, et la rotation, et la translation des molécules ? Alors il s'ensuivrait que l'éther n'est point inerte, puisqu'il possède des mouvements qui n'ont pu lui être communiqués.

L'inertie absolue de la matière implique la négation de l'autonomie de la nature. D'où l'on voit qu'il se pourrait fort bien que toute cause motrice ne fût pas elle-même un mouvement communicable.

La cohésion, d'après M. Saigey, est un mouvement relatif, parce qu'il est possible de la détruire par un mouvement.

Cet argument ne me paraît point démonstratif, et il est possible que l'*enchevêtrement* des particules, avec ou sans la pression de l'éther, rende compte d'un état où rien de semblable à l'attraction universelle n'est en jeu, comme le démontre fort bien M. de Boucheporn (1).

La pénétration des atmosphères éthérées, admise par M. Saigey, se rattache à l'opinion qui tend à prévaloir sur la nature de la cohésion. M. Saint-Claire Deville y voit une sorte de feutrage des molécules (2).

M. Saigey donne sur l'affinité une explication tenant par des liens étroits à celle qu'il a exposée sur la cohésion. Ici les atmosphères éthérées se fondent l'une dans l'autre, tan-

nouvelle hypothèse. La force impulsive qui a détaché les planètes de la nébuleuse initiale est impuissante à expliquer le mouvement de projection auquel obéit le soleil à travers l'espace.

L'hypothèse de Laplace est l'objet de critiques assez vives depuis un certain nombre d'années. Parmi ces critiques, quelques-unes ont une importance très-réelle.

(1) En assignant comme cause principale à la cohésion, la pression concentrique exercée par l'Ether, M. de Boucheporn arrive néanmoins à identifier, ou peu s'en faut, l'attraction et la cohésion.

(2) Revue des Cours scientifiques, 1867, n° 16.

disque dans la précédente explication les atmosphères se pénètrent. Je ne sais si l'on peut trouver là une différence marquée. De plus, je ne vois pas de motifs bien saillants pour que la variété des atmosphères provoque leur fusion mutuelle. En effet, les molécules d'espèce dissemblable, ne possèdent point toujours, par cela seul, de tendance à la combinaison.

Il faut donc autre chose.

M. de Boucheporn, tout en faisant la part de la cohésion dans les phénomènes de l'affinité la rattache essentiellement à des différences de forme, de volume, de quantité matérielle des atomes. Dans la forme, il fait jouer un rôle très-important à l'électricité dont est doué chaque atome (figure non sphérique, pouvoir des pointes). L'étendue de la surface, la quantité de matière sont des éléments à considérer, aussi, quant à l'intensité de ces impulsions spéciales de l'éther qui constituent l'électricité.

Ces explications se recommandent comme extrêmement ingénieuses, et il faut y recourir plus ou moins lorsque l'on part du principe de l'inertie de la matière. Elles pourraient cependant être exactes, à tous égards, et la matière demeurer active, dans la mesure qui me semble démontrer l'expérience de Cavendish. L'attraction moléculaire, relevant de la gravitation, sans être absolument nulle, serait néanmoins négligeable. Rappelons-nous, toutefois, qu'assimiler l'affinité à un phénomène purement mécanique n'a point encore eu une démonstration suffisante même par le fait de production de chaleur lorsque deux corps se combinent. En effet, la gravitation universelle détermine souvent la formation de calorique, sans se transformer en celui-ci, puisqu'elle n'a éprouvé consécutivement aucune diminution. De même, la chaleur à laquelle on assigne pour cause, dans les combinaisons, la collision des particules matérielles, bien que constituée par un mouvement, n'a pas nécessairement, comme origine, un mouvement *communiqué*.

Arrivons enfin à la *cause vitale*. Dans le cas particulier, M. Saigey admet évidemment la possibilité d'une force susceptible de transformer divers phénomènes moteurs en certains autres sans être elle-même un mouvement préalable. Cette force serait donc d'un ordre extra-naturel, et par conséquent, supérieure aux conditions générales de la physique. Nous serions en plein mystère et en présence d'une doctrine qui présente des analogies avec l'opinion des Newtoniens sur l'attraction.

Ce premier mystère nous conduit bien vite à un second tout aussi peu admissible, au point de vue de l'unité essentielle de transformations dynamiques. Comme la force vitale, la volonté est un agent spécial de métamorphose dans les mouvements infiniment petits.

La force vitale (si elle existe) et la volonté seraient donc des puissances d'un ordre surnaturel, puisque, essentiellement autonomes, elles régiraient elles-mêmes la grande loi de la nature dans ses multiples expressions ?

Ici je dois prendre, bien qu'à regret, congé de M. E. Saigey. Je me dispenserai de le louer des qualités remarquables qui, d'un aveu unanime, ont fait la fortune de son ouvrage. Il en est une dont personne n'a parlé, mais qui est pour moi d'un prix infini. La plume de M. Saigey est contenue, réservée, laissant entrevoir parfois des correctifs possibles. Rien d'outré, rien d'excessif dans ses allures toujours empreintes d'une grande délicatesse de formes et d'une rare distinction. Un pareil adversaire est une bonne fortune dont on ne saurait trop se féliciter.

Je reviens aux phénomènes particuliers que l'observation nous révèle chez les êtres vivants. Parmi ces phénomènes, il est tout-à-fait inutile d'établir une distinction entre les fonctions organiques et celles de la vie de relation, la doctrine de la transformation des forces ne s'étant que fort peu arrêtée à des arguties de cet ordre.

Liebig est, à ma connaissance, le premier qui ait admis sous l'influence des travaux du docteur Meyer, la métamorphose de la lumière et de la chaleur en forces mécaniques (1). Plus tard, M. Baudrimont rejetant la chaleur comme cause des mouvements musculaires, leur assigne pour origine probable l'électricité dynamique (2). De plus, cet auteur fait dériver la force cérébrale ou phénomènes intellectuels de la lumière dont ils seraient un mode de manifestation. Toutefois, M. Baudrimont ne va pas plus loin que M. Saigey.

« Cet être qui *commande* aux organes du mouvement et de la pensée, qui *compare* les actions exercées dans le cerveau, qui en tire des *conséquences*, fait des *abstractions* et peut aller jusqu'à l'invention, ne peut être autre chose que l'âme ; il exécuterait des mouvements à l'aide d'organes spéciaux, penserait à l'aide d'un cerveau, et ce travail exigerait une dépense de forces dont l'origine serait dans les aliments pris par l'animal » (3).

Dans cette première période, nous sommes en présence d'hypothèses plus ou moins probables, d'inductions possibles,mais non de démonstrations rigoureuses. Une nouvelle phase commence, phase surtout expérimentale et qui va servir de point de départ solide à la théorie nouvelle.

La transformation de la chaleur en mouvement de masse, et *vice versa,* venait d'être démontrée. M. Hirn, dont les très-remarquables travaux avaient concouru puissamment à la détermination de l'équivalent mécanique de la chaleur (4), voulut s'assurer de ce qui se passait chez l'animal pendant le travail musculaire, et il crut reconnaître que l'équivalent calorifique baisse dans cette circonstance d'une manière très-marquée. Par la contre épreuve, c'est-à-dire, par

(1) *Lettres sur la chimie.*

(2) *Dynamique des êtres vivants.* Actes de l'Académie de Bordeaux, 1856.

(3) Ibidem, p. 435.

(4) Dans le principe, M. Hirn a fait de cet équivalent une variable. Depuis, ses idées se sont modifiées à cet égard.

à la lumière et à la chaleur l'exercice des fonctions de la vie chez un végétal. Dans le règne animal, la tentative a été faite relativement à la chaleur, mais dans des conditions où celle-ci est surtout de seconde main, puisqu'il s'agit du calorique développé au sein de l'organisme.

Ici devait trouver sa place la critique des travaux de MM. Hirn, Béclard et Heidenhain. Dans un autre mémoire, je crois avoir démontré que les expériences du premier sont dénuées de toute valeur précise, en vertu d'une double erreur de méthode : 1° pour la détermination de la quantité d'oxygène consommée; 2° pour la détermination du nombre des calories produites. D'autre part, les expériences de M. Béclard m'ont donné des résultats inverses de ceux qu'il a obtenus lui-même, si bien que, toute autre objection mise à part, il serait nécessaire de les recommencer, sur nouveaux frais, avant d'en proclamer la parfaite exactitude. Enfin M. Heidenhain n'a point prouvé, qu'au moment précis de la contraction, la température s'abaisse dans les muscles en exercice.

Le dogme de l'unité dynamique au sein de la nature n'a sans doute pas la prétention de s'imposer *a priori* comme la seule vérité absolue régissant pour l'esprit la contingence indéfinie des phénomènes. Un pareil dogme n'a pu s'établir qu'à *posteriori*, c'est-à-dire qu'il ne doit posséder aucun titre qui ne soit emprunté à une expérience rigoureuse et sévère. Faire provenir la vie du soleil, par cela seul que les êtres organisés présentent emmagasinées la chaleur, la lumière et l'électricité, demeurera une hypothèse aussi longtemps, que certaines prémisses n'auront pas été incontestablement établies. Qu'est-ce que la chaleur latente, en dehors de la chaleur latente de fusion? Qu'est-ce que la lumière latente? Tous les faits observés dans l'état de vie sont-ils non-seulement liés à certaines conditions de lumière, de chaleur, d'électricité, de réactions chimiques diverses; mais sont-ils d'une manière authentique une simple métamorphose de ces divers agents? L'imagination sur les ailes de l'hypothèse scientifique, n'a-t-elle pas ici pris son vol vers le domaine du mystère et de l'inconnu? Ne considère-t-on point comme démontrées les conséquences d'un principe qui a besoin lui-même d'une démonstration décisive et péremptoire?

Au point de vue de l'expérience proprement dite, on invoque et on célèbre bruyamment les recherches de MM. Hirn, Béclard et Heidenhain. Sauf illusion de ma part, je crois avoir établi que M. Hirn a fait fausse voie, que M. Béclard s'est abusé lui-même, et que Heidenhain a observé d'une manière incomplète.

Donc, dans l'ordre biologique, la théorie de l'unité des forces, est destituée de toute base expérimentale, et, jusqu'à preuve probante, on doit y voir une hypothèse gratuite, nouveau bourgeon qui vient d'éclore sur le tronc majestueux et séculaire du cartésianisme.

Paris. — Imp. Moquet, rue des Fossés-St-Jacques, 11.

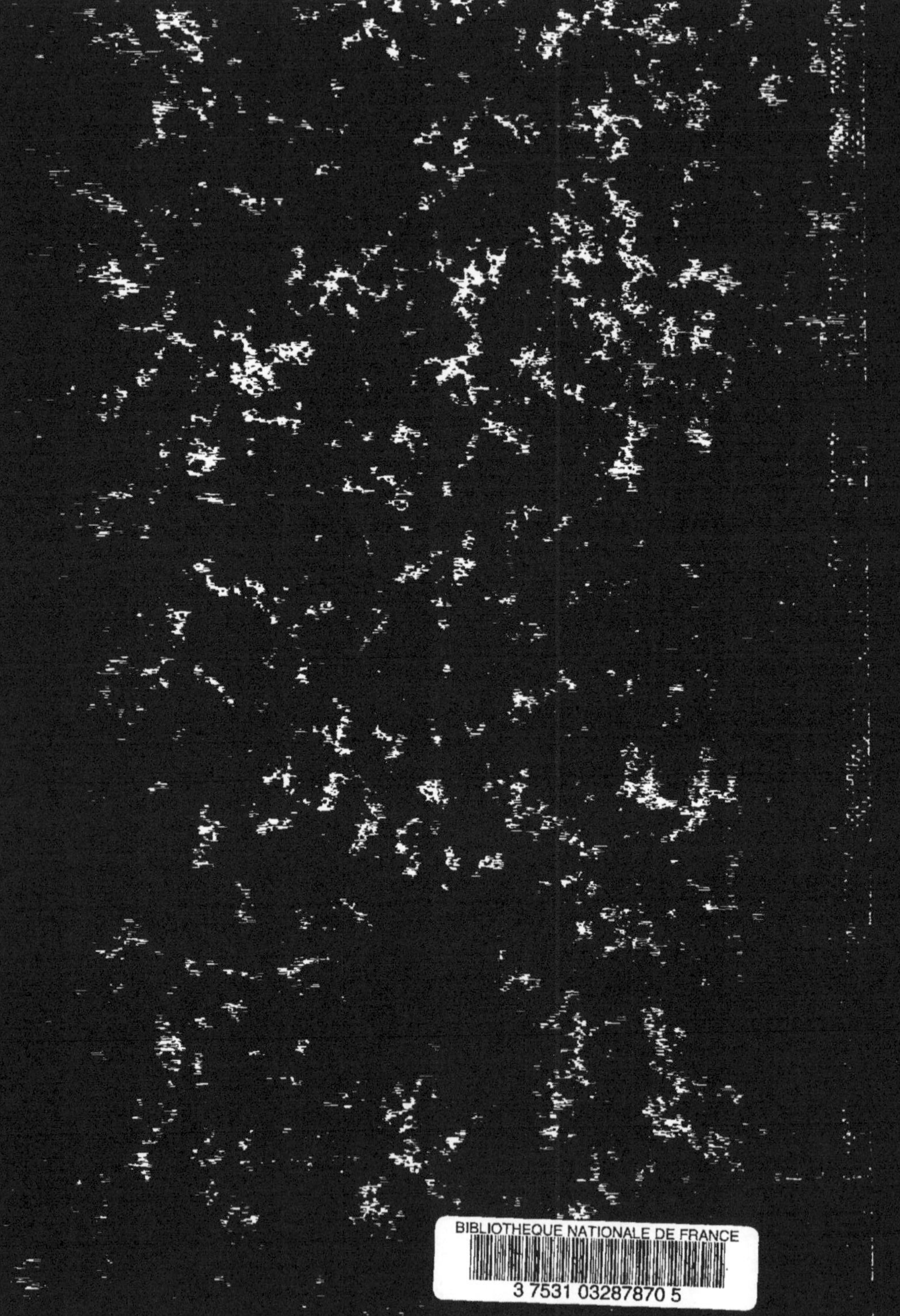

www.ingramcontent.com/pod-product-compliance
Ingram Content Group UK Ltd.
Pitfield, Milton Keynes, MK11 3LW, UK
UKHW031056260726
13965UKWH00006B/1426